本书由以下单位、研究基地和学科项目资助出版：
陕西国际商贸学院
陕西（高校）哲学社会科学重点研究基地健康文化研究中心
陕西中医药大学学科创新团队建设计划（2019—PY05）

● 李永安　李亚军　著

U0282699

Twenty Lectures of
TCM Translation

中医翻译

二十讲

西安交通大学出版社
XI'AN JIAOTONG UNIVERSITY PRESS
国家一级出版社
全国百佳图书出版单位

图书在版编目（CIP）数据

中医翻译二十讲/李永安，李亚军著. —西安：西安
交通大学出版社，2021.10（2022.12重印）
ISBN 978-7-5605-8248-1

Ⅰ.①中… Ⅱ.①李… ②李… Ⅲ.①中国医药学-
英语-翻译 Ⅳ.①R2

中国版本图书馆 CIP 数据核字（2021）第 169122 号

Zhongyi Fanyi Ershijiang
书　　名	中医翻译二十讲	
著　　者	李永安　李亚军	
责任编辑	郭泉泉	
责任校对	张静静	
装帧设计	任加盟	

出版发行　西安交通大学出版社
　　　　　（西安市兴庆南路 1 号　邮政编码 710048）
网　　址　http：//www.xjtupress.com
电　　话　（029）82668357　82667874（市场营销中心）
　　　　　（029）82668315（总编办）
传　　真　（029）82668280
印　　刷　西安五星印刷有限公司

开　　本　720 mm×1000 mm　1/16　印张　12.25　字数　232 千字
版次印次　2021 年 10 月第 1 版　　2022 年 12 月第 2 次印刷
书　　号　ISBN 978-7-5605-8248-1
定　　价　49.80 元

如发现印装质量问题，请与本社市场营销中心联系。
订购热线：（029）82665248　（029）82667874
投稿热线：（029）82668803
读者信箱：med_ xjup@163.com

李永安简介

李永安，硕士，陕西中医学大学教授，兼任世界中医药联合会翻译专业委员会副会长、"中医翻译国际研究中心"特聘研究员、广东外语外贸大学高级翻译学院特聘专家、中华中医药学会翻译分会常委、《中国中西医结合杂志》等核心期刊的中医翻译稿件审稿专家、《中华人民共和国中医药法（中英对照）》英文审稿专家。研究方向为中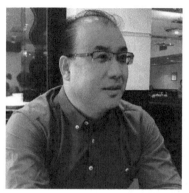医翻译和文化翻译。发表学术论文 30 多篇，其中核心论文 20 篇，主编医学英语教材、译著 10 余部，辞书 5 部，主持教育部课题 1 项，参与省部级课题多项。曾获陕西省高等学校人文社会科学研究优秀成果奖二等奖、陕西省研究生外语教育教学优秀成果、陕西省普通高等学校优秀教材二等奖、陕西省高等教育学会高等教育科学研究优秀成果一等奖、北京理工大学出版社优秀作者奖等。

李亚军简介

李亚军，陕西中医药大学三级教授，硕士研究生导师，西北大学生命科学与医学部兼职教授，陕西省教学名师。曾任陕西中医药大学人文管理学院院长，现为国家中医药管理局重点学科中医文化学学科带头人、陕西高校哲学社会科学重点研究基地健康文化研究中心主任。先后主持各级科研课题 20 余项，出版专著、教材 50 余部，发表论文 90 余篇。担任全国高教"十二五""十三五""十四五"规划教材《医古文》《大学语文》主编，其中《大学语文》获"陕西省优秀教材一等奖"。

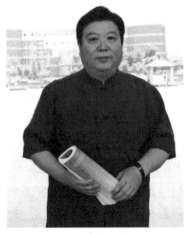

前　言

中医走向世界除了依赖于疗效，还需要准确的翻译，使其能在更广地范围内进行传播，让中医更好地走向世界。

《中医翻译二十讲》一书评述了目前中医翻译界各种翻译观，在中医翻译学术思想上有所创新。对目前中医翻译中存在的问题，进行剖析，提出了解决办法，从翻译理论到翻译实践，涵盖了中医翻译的方方面面。如与中医翻译理论研究相关的《奈达的翻译理论在中医翻译中的应用研究》《模糊学理论在中医翻译中的应用研究》等；具体探讨中医翻译基本技能和技巧的《中医句子的翻译理论与实践研究》《中医段落的翻译理论与实践研究》《中医方剂的翻译技巧研究》等；有对英汉语言对比翻译研究的《英汉语言的差异在中医翻译中的应用研究》等；有对中医语言特色的翻译研究，如《文学化中医语言的翻译研究》等；有中医经典翻译的理论和实践探讨，如《中医经典翻译："深度翻译"也有"度"》等；有中医经典著作译名研究的理论与实践，如《中医经典著作译名问题研究》等；有深度的中医译名标准化研究，如《对两套中医译名标准化方案中语法错误的研究》《对两套中医译名标准方案中的用词研究》等；有汉英中医词典的研究，如《目前汉英中医词典中存在的问题与译名简化技巧研究》《<实用汉英中西医词典>编撰体例创新研究》等；有中医文化翻译探究，如《从针灸穴位名称翻译之争看中医文化翻译》《"东方情调化翻译"在两套中医名词术语英译标准化方案中的应用研究》《与<易经>相关的中医方剂名翻译研究》等；有中医对外交流和国际形象的翻译策略研究，如《中医国际形象的翻译策略研究》等。

《中医翻译二十讲》的内容主要为从事高校20多年英语专业本科和研究生中医翻译教学的讲稿、刊物发表的部分中医翻译学术论文、国际国内中医翻译学术会议上所作的报告以及尚未公开发表的中医翻译论文。对所收录的部分刊物发表论文，因为著者中医翻译学术思想与发表论文时有所改变，都做了一定程度的增删修改，对有些内容做了必要的整合，同时增添了一些新的研究内容。书中各章既相互联系又相对独立成某一主题。

本书作为陕西中医药大学英语专业本科生中医翻译课程的讲义连续使用

了 20 年，使用效果非常好，是一本把翻译理论与翻译实践密切结合，实用性强与学术性较强的中医翻译教材。

笔者将本书作为学术报告的基本内容，先后为广东外语外贸大学、广州中医药大学、南京中医药大学、西安科技大学、西安医学院、西安翻译学院、陕西中医药大学等 10 多所高校，以及国内国际学术会议上累计做学术报告 50 多场，获得了广大师生和学界人士的好评。

全书共 20 章，每章后有中医句子翻译练习和中医段落翻译练习。书后附中医翻译练习参考答案。《中医翻译二十讲》既可以作为广大翻译者（特别是中医翻译者）学习中医翻译的很好的专著，也可适用于中医院校师生学习中医翻译的教材。书中内容对于其他的科技翻译也有很好的借鉴作用和学术价值。另外，《中医翻译二十讲》对中国经典翻译、文化翻译、文学翻译亦有一定的学术研究参考意义。

《中医翻译二十讲》为以下研究基地和学科项目资助出版，在此一并致谢：陕西国际商贸学院、陕西（高校）哲学社会科学重点研究基地健康文化研究中心、陕西中医药大学学科创新团队建设计划（2019—PY05）。

中医文化博大精深，人文学科与医学学科交织，翻译难度大。由于我们水平有限，书中难免有不足之处，敬请广大读者、专家和学者提出宝贵意见，以便再版时进行修订。

李永安　李亚军
2021 年 4 月 17 日

目　录

第一讲

中医翻译概述

本讲分三部分：中医与中国古代文化、中医翻译理论研究及中医翻译存在的问题与对策。

一、中医与中国古代文化

中医建立在中国古代文化的基础之上，集中国文化之大成，是自然科学和人文科学相结合的学科。中医属于经验医学、民族医学。它的两大基本特点是辨证论治和整体观念。其思维模式是取象类比。中医表现出的特征为自成体系、"自圆其说"。现代医学建立在解剖和实验的基础上，属于对抗疗法。中医在很大程度上则属于经验医学。

（一）中国古代文化构成了中医学的基础

1. 精气学说奠定了中医的唯物论基础

什么是"精"？中医里的"精"，狭义上是指"生殖之精"——肾精，广义上是指人体一切有形的精华物质，包括血、津液、髓、水谷精微等。从来源上分，精包括禀受于父母的先天之精和源于饮食的后天之精。

目前，中医里的几乎所有的"精"都被译成"essence"，该译名可以表达广义的"精"。同时，我们要知晓，在现代医学中"essence"是"香精剂"之意，外国人在医学英语资料中看到"essence"一词时，首先想到的是"香精剂"之意。狭义之"精"指肾精，可以译成"renal essence"。中医里的"精"一般指狭义的肾精，因此有人将中医里的精译成"semen"（精液）显然不妥。

什么是"气"？中医学认为，"气"是构成人体和维持生命的基本物质。中医里"气"的含义有三层：①体内流动着的富有营养性的精微物质，如水谷之气等；②脏腑组织的功能，如五脏之气，六腑之气等；③温病辨证的一个部位或阶段。

中医里的"气"可分为自然之气、呼吸之气、元气、宗气、卫气、营气等。有关气、血和精的关系有如下论述。

庄子曰："通天下一气耳。"

荀子曰："水火有气而无生；草木有生而无知；禽兽有知而无义；人有气、有生、有知，亦且有义。"

庄子曰："气变而有形，形变而有生。"

简言之，气、血、精的关系：气之纯者而谓精；气为血之帅，血为气之母，血能化精；气能生血，气能行血，气能摄血。

中医里"气"的含义很丰富，过去的译名"vital energy"不能真正揭示其含义。目前，音译"qi"已被国际中医界广泛认可，但还没有像"阴"和"阳"的音译"yin"和"yang"那样，成为英语外来词，被权威英语词典所收录。

最后，要特别注意，针灸学里的"得气"之"气"与"气、血、津液"里的"气"并非一个概念。"气、血、津液"里的"气"是一种物质，针灸学里的"得气"之"气"是一种感觉。所谓的"得气"就是针感——针刺后产生的感觉。得气对患者而言，主要是酸、麻、胀、痛、重等感觉；对医生而言，主要是行针时针下有沉滞感，古人形容为"如鱼吞钩"。临床上，"得气"才有疗效。

在两套中医译名标准化方案(2008 年 3 月，世界中医药联合会，《中医基本名词术语国际标准》；2007 年 10 月，WHO 西太平洋地区，《传统医学名词术语国际标准》)中，"得气"被译成"arrival of qi, gaining qi, obtaining qi"。显然，两套译名标准化方案，混淆了"气、血、津液"里的"气"与针灸学里的"得气"之"气"，前者"气"的含义是一种物质，后者的含义是一种感觉。根据其含义，我们可以把"得气"译成"needling sensation"。或者，考虑到"得气"一词频繁出现在针灸学中，可以考虑采用词素层翻译，将其译成"acu-esthesia"。前缀"acu-"意为"针"，如"acupuncture（针刺）"，后缀"-esthesia"意为"感觉"。该译名很好地揭示了"得气"的含义。当然，"acu-esthesia"毕竟是创造的一个单词，能否被英语世界接受，还有待于检验。

2. 阴阳学说构成了中医学的辩证法思想

阴阳学说的基本内容可以用"对立、互根、消长、平衡"来概括。何为阴阳？《周易》曰："一阴一阳谓之道"（阴阳的消长是生化万物的根本）。中医把阴阳的哲学概念与医学的具体内容相结合，用以说明人体生理功能和病理变化的客观存在的相互关系。《内经》曰："阴在内，阳之守也；阳在外，阴之使也。"张景岳曰："医道虽繁，可一言以蔽之，曰阴阳而已。"《素问》中有："上工察面号脉，先别阴阳""世界万物皆有阴阳""万物怀阴而抱阳""孤阴不生，故阳不长"等。这些都是对"阴阳"含义的精彩阐释。

有人将"阴血"译成"yin blood"，把"阴精"译成"yin essence"，显然有些不妥。所谓的"阴精"是揭示"阴"和"精"的关系："阴"是"血"的阴阳归属。

根据中医理论，物质属阴，功能属阳。血是物质，因此把"血"称为"阴血"。"阴精"的含义也是如此，"精"是物质，物质属阴，因此把"精"叫"阴精"。正确的译法是把"阴血"和"阴精"分别译成"blood"和"essence"。

另外，由于"阴"和"阳"（"yin"和"yang"）的音译已被 *Webster's Third New International Dictionary*（《韦氏第三版新国际英语大词典》）收录，也就是说，"yin"和"yang"已经是英语单词，因此，除非在句首，不需要大写首字母，也不需要写成斜体单词。

3. 五行学说提供了中医学的方法论

五行学说是中医学的方法论。古人利用五行学说抽象归类、演绎不同事物的属性以及不同属性之间的相互关系。中医以五行的相生、相克、相乘、相侮等关系来说明人体的五脏六腑、组织、器官等之间的生理功能和病理关系，并将其用于临床用药和治疗。这是中国人两千多年前的智慧，是对人类医学的贡献。然而，由于中西语言文化上的差异，我们在翻译五行相关的中医文化名词时，一定要研究这些名词的翻译策略。

例如，"泻南补北"属于五行相关的中医文化名词，意为"泻心火以济肾阴"。根据五行学说，五行（木、火、土、金、水）配五位（东、南、中、西、北）、配五脏（肝、心、脾、肺、肾）的关系，南属火配心，北属水配肾。如果把"泻南补北"按照字面直译成"purging south to tonify north"，外国读者恐怕很难理解，真的找不到"北"。当然也可以直译加意译成"purging south to tonify north（purging heart fire to tonify kidney yin）"。不过，考虑到外国读者对中医文化了解的程度，目前最好还是采取归化的翻译策略，意译为"purging heart fire to strengthen kidney yin"，淡化其文化含义，省去不译可能更好。我们首先要保证译文传递准确的医学信息。目前，在外国读者对中国文化知识了解程度有限的情况下，有关中医文化名词的翻译还是以归化的翻译策略为主、异化的翻译策略为辅。等到中医的影响和中国文化的影响足够大的时候，可适度增大异化翻译策略。

另外，就像"阴血"和"阴精"不能分别译成"yin blood"和"yin essence"一样，"脾土"和"肺金"也不能译成"spleen earth"和"lung metal"。两个名词中的"土"和"金"分别是"脾"和"肺"的五行配属：脾属土，肺属金。"脾土""肺金""心火""肾水""肝木"等是中医人的一种语言习惯表达。"脾土"和"肺金"译成"spleen"和"lung"即可。

4. 儒、道、佛丰富和发展了中医，主要体现在养生、气功等方面

儒学相关理念主要体现在中医基础理论方面。根据儒学的相关理论，中医将五脏六腑等每个器官都配以相应的官职：心为君主之官；肾为作强之官；

肝为将军之官；膀胱为州都之官；小肠为受盛之官；大肠为传导之官等。

另外，我们同样根据儒学的封建等级制，把中医方剂中的每味药的角色定位，用"君臣佐使"来分配为"君药""臣药""佐药""使药"。两套译名标准化方案中相关名词的字面直译能否行得通？例如，君主之官——organ of monarch，君药——monarch drug，这值得我们进一步研究。西方人看了"monarch drug"想到的可能是"君主吃的药"，看到"organ of monarch"想到的可能是"君主的（身体）器官"。

道教是中国土生土长的宗教。中医中的道教相关理念主要体现在气功和养生方面。道教最早的经典《太平经》认为："夫物始于元气。"历史上许多著名的医家都信道教，是道医，如葛洪、陶弘景、孙思邈等。道教追求炼丹术、长生不老等，主张清静无为、抱真守一等养生理念和方法。目前，有许多中医养生、气功等术语值得我们进一步研究。

佛教为舶来品。"四大"或"四界"，即地、水、火、风，是佛教的基本思想。佛教提倡五戒、修心养性、慈悲为怀、弃恶向善、遏制欲望等。佛教的相关理念主要体现在中医医德方面。翻译时，我们一定要注意，有些佛教用语源于梵语（Sanskrit），英语语言借用了这些梵语词。也就是说，这些佛教词的英语就是其梵语形式。例如，"禅、三昧、有生"的梵语分别是"dhyana，samadhi，nivana"，这也分别是其英语译词。

（二）建立在中国古代文化基础上的中医学的科学性

中医的科学性是一个非常大的主题，可能需要用大量的篇幅来论证。本讲仅从以下两个方面进行论述，以对中医的科学性窥一斑而见全豹。

1. 中医和西医对肾的部分功能的认识基本相同

中医认为，肾主骨，生髓，藏精，主水液，主纳气，主生殖、生长、发育，开窍于耳及二阴。脑为髓海，肾脏可以保持人的大脑聪明，大脑可以保持人的精神良好、眼睛不花、耳朵不聋。西医认为肾的主要生理功能为将废液和血液分离，属泌尿系统。

另外，中医认为，"齿为骨之余"。牙齿可以反映骨的状态和肾脏的起伏，这是中医对牙齿与肾脏联系的认识。现代医学认为，肾能分泌维生素 D_3，维生素 D_3 可促进肌体对钙、磷的吸收，使血浆钙、血浆磷饱和，促进生长、骨骼钙化及牙齿健全。这是西医对肾与骨、牙齿的认识。因此，在对肾与骨、牙齿的认识上，中医和西医几乎相同。然而，中医对肾与骨、牙齿的认识早在两千年前就有，而西医诞生才是几百年前的事情。

2. 中医对人体生理变化周期的认识

中医认为，男子和女子的生理变化周期是以 8 和 7 的倍数的年龄而发生的。《黄帝内经》(《素问·上古天真论篇第一》)详细记录了男子与女子从8岁和7岁到56岁和49岁(8和7的倍数)的生理变化。

例如，男子8岁："八岁，肾气实，发长齿更。"女子7岁："七岁，肾气盛，齿更发长。"这揭示了男子8岁，女子7岁开始换牙。

男子16岁："二八，肾气盛，天癸至，精气溢泻，阴阳和，故能有子。"女子14岁："二七而天癸至，任脉通，太冲脉盛，月事以时下，固有子。"这揭示了男子16岁开始梦遗，女子14岁开始月经。

男子24岁："三八，肾气平均，筋骨劲强，故真牙生而长极。"女子21岁："三七，肾气平均，故真牙生而长极。"这揭示了男子24岁、女子21岁时，已发育成熟，可以结婚。这与现代婚姻法规定的婚龄男子22岁，女子20岁非常接近。

男子32岁："四八，筋骨隆盛，肌肉满壮。"女子28岁："四七，筋骨坚，发长极，身体盛壮。"这揭示了男子32岁到了发育顶峰，女子28岁到了发育顶峰。任何事物发展到了顶峰就开始走下坡路。也就是说男性到了32岁才开始走下坡路，30岁的男性正是风华正茂的时候。相反，女性早在28岁就到了发育顶峰，开始走"下坡路"，30岁的时候走"下坡路"已经两年了。

男子56岁："七八，肝气衰，筋不能动，天癸竭，精少，肾脏衰，形体皆极。"女子49岁："七七，任脉虚，太冲脉衰少，天癸竭，地道不通，故型坏而无子也。"这揭示了男子56岁、女子49身体开始走"下坡路"，男子逐渐精少而失去生育能力，女子逐渐闭经到了更年期。

由此可以看出，早在两千多年以前，我们的祖先就用数学公式的形式，推算出男子、女子的生理变化周期，其结果与现代医学、生理学的研究结果几乎如出一辙。这对于反驳那些怀疑祖国医学科学性的人，是一个很好的证据。

当然，证明中医学的科学性的证据还很多，限于篇幅这里不再进一步展开。我们翻译中医，就要相信中医，对中医要有自信。一个不信中医的人不可能把中医翻译好。这一点我们要牢记。

二、中医翻译理论研究

我国中医翻译界经历了从轻翻译理论到重翻译理论的过程。

(一)轻翻译理论研究阶段

长期以来，我国翻译界存在着重翻译实践、轻理论研究的情况。轻翻译理论研究的代表学者有钱歌川等。钱歌川(1903—1990)，1920年赴日留学。1930年进上海中华书局做编辑。1931年参与主编《新中华》杂志。1936年入英国伦敦大学研究英美语言文学。1939 年回国后任武汉大学、东吴大学等大学教授。曾与鲁迅、茅盾、田汉、郭沫若、郁达夫等文化名人交往，参与新文化运动。1947 年春，前往台北创办台湾大学文学院并任院长。在现代文学史上，人们通常称钱歌川为散文家、翻译家，因为他一生孜孜不倦，笔耕不辍，从 1935 年在开明书店出版《北平夜话》后，其散文作品共有 20 多部。不仅创作，他还翻译了不少外国文学名著，如哈代的《娱妻记》、托尔斯泰的《安娜哀史》、爱伦坡的《黑猫》、萨洛扬的《失足恨》等。

钱歌川认为："翻译不能专讲理论，必须有货色拿出来看。理论讲得很高妙的人，翻译出来的东西，并不一定就好。"同样，长期以来，中医翻译界也存在着重翻译实践、轻理论研究的现象。许多老一辈中医翻译界的杰出专家翻译了大量中医或编写了汉英中医词典，质量都比较高，但从事中医翻译理论研究的成果相对比较少。

（二）以李照国为代表的中医翻译理论研究的开始

当代中医翻译理论的研究始于李照国教授。李照国，世界中医药学会联合会翻译专业委员会前会长、世界卫生组织传统医学诊断与症候术语组组长、世界标准化组织中医药国际标准化技术委员会术语专家、教育部"中华思想文化术语传播工程"专家委员会委员、全国科技名词审定委员会中医委员会委员、*Journal of Integrative Medicine* 常务编委及专栏撰稿人。先后出版《熵化·耗散·重构——汉英翻译理法探微》等研究著作 27 部、《黄帝内经》等译著 25 部、《月落闲阁》等杂文集 5 部，发表研究论文 160 余篇。承担国家社科项目、国家中医药管理局项目、国家外文局项目、上海市教委科技创新重点项目、上海市教委重点课程建设项目的研究工作和上海师范大学重点学科建设项目。受国家中医药管理局的委托，制定了 1995 及 1997 中医术语国家标准英文版。

1993 年，李照国教授出版了《中医翻译导论》，这标志着系统性中医翻译理论研究的开始。在这本书中，李照国教授将普通翻译学理论，例如，鸠摩罗什的"以实出华"、玄奘的"五不翻"、马建忠的"善译"、傅雷的"神似"、钱钟书的"化境"、许渊冲的"三美"和"三化"等，创造性地应用在了中医翻译中。

（三）中医文化翻译探究的开始

中医文化翻译是中医翻译的"深水区"，中医翻译译到"痛处"是中医文化翻译。中医翻译中的文化翻译是中医翻译的"死结"。这个"死结"打不开，则中医翻译（甚至中医译名）标准化进程寸步难行。

2000 年 6 月，李永安在西安交通大学通过硕士毕业论文答辩，其论文题目为《如何对待中医翻译中的文化因素？》。鉴于 20 年前中医面临的国际环境，李永安在毕业论文中提出淡化，甚至放弃文化因素。此后，中医文化翻译开始如火如荼地展开，人们深入研究中医文化翻译，逐渐探讨中医的文化输出翻译策略。具体内容，我们在后面的章节论述。

三、中医翻译中存在的问题与对策

这里对中医翻译存在的问题与对策从以下三点进行论述。

1. 两套中医译名标准化方案中的译名语言错误

2007 年和 2008 年先后出台的两套中医译名标准化方案已经有 10 多年了，但是其影响很有限。其主要原因与两套标准化方案本身存在的问题有关。其中，最大的问题是译名语言错误较多：一是译名语法问题较多；二是译名用词问题较多（具体见本书第五讲和第六讲）。

下面仅举几个语法问题的译例（WFCMS 为世界中医药联合会的译名缩写，WHO 为世界卫生组织的译名缩写）。

十八反 eighteen antagonisms（WFCMS & WHO）：antagonism 为不可数名词，不可数名词误用为可数名词。

斜扳法 oblique pulling manipulation（WFCMS）：oblique 为形容词，形容词误用为副词。

辛甘发散化阳 pungent and sweet with dispersing effect pertaining to yang（WFCMS）：pungent 和 sweet 为形容词，形容词误用为名词。

七日风 seven-day convulsion（WFCMS）：seven 为基数词，基数词误用为序数词。

孙络 tertiary collateral vessels（WFCMS & WHO）：vessel 应为单数，单数名词误用为复数名词

再举几个用词错误的案例。

伤寒 cold damage（WHO）：damage 为有形伤害，伤寒为外感引起发热的疾病。

肾虚 kidney deficiency（WFCMS & WHO）：deficiency 为量的变化，肾虚为肾功能低下。

火毒 fire toxin（WFCMS & WHO）：toxin 为毒素、真毒，火毒实指火邪，为文学语言，而非真毒。

伤津 damage to fluid（WHO）：伤津为消耗津液之意，并非实质性伤害。

怒伤肝 anger damaging liver（WFCMS）：伤肝指对肝的影响，并非实质性伤害。

2. 目前中医翻译中的最大问题：译名不统一

目前有两套中医译名标准化方案。真正的中医译名标准化方案只能有一套。这两套译名标准化方案中同一个汉语中医名词大多译名不一致。译名不

统一严重地影响了中医药对外交流，不利于中医学科对外的教学和传播。我们必须尽快整合资源，组织专家认真研究总结两套译名标准化方案的译名，保留好的译名，修改不恰当甚至错误的译名，要认真学习借鉴 20 世纪初，西医传入我国后译名标准化的宝贵经验，加快中医译名标准化的进程。

3. 目前中医翻译中的"死结"——文化翻译

中医与西医最大的差别之一是中医名词术语语言中的文化因素。文化因素也是造成目前中医翻译难度大、译名难以统一的主要原因之一。我们要深入研究中医的文化翻译，特别是中医名词术语中的文化翻译，可以说，中医文化词的翻译是目前中医翻译存在的问题的死结，也是阻碍中医译名标准化进程的绊脚石。

(1)淡化，甚至放弃文化因素。李永安在其硕士毕业论文《如何对待中医翻译中的文化因素？》中提出了中医翻译中的文化因素的问题。鉴于当时中医在世界上的影响有限，为了便于西方人接受中医，他在论文中提出了淡化（甚至放弃）中医翻译中的文化因素。例如，与其将"泻南补北"译成"purging south to nourish"，不如直接揭示出其医学信息，译成"purging the heart fire to nourish the kidney yin"（泻心火以济肾阴）。因为对于西方人而言，他们更关心的是中医语言中的医学信息。再譬如，与其将"谷道痒"译成"grain passage itching"，不如将其直接意译成"anal itching"，与其让外国人知道谷道是一个气功术语，不如让他们知道谷道痒就是肛痒更有意义。

美国著名的圣经翻译学家奈达提出，《圣经》的翻译不应是"文化翻译"，而应是"语言翻译"。同样，中医翻译不应是文化翻译，其目的是向西方传播中国传统医学，其首要任务是传播中医的医学知识。中医翻译应该是科技翻译和医学翻译。我们要向国外读者传播的是中医中的医学信息，而不是哲学信息、文学信息、宗教信息等。

(2)中医文化翻译的策略。近年来，随着中国综合实力的不断提升，在推行文化输出、建设文化强国的大背景下，探讨如何在传播中医的同时传播中国文化，进行文化输出，增强国家的文化软实力，是十分必要的。

中医作为医学学科，更容易被国外读者接受，可以成为中国文化输出的最佳载体。但是，文化传播是一个循序渐进的过程，我们一定要真正研究中医翻译与传播的策略、时机，不可盲目冒进，以免适得其反。在这方面，孔子学院成功的经验值得我们借鉴，一些教训也值得我们汲取。有关中医文化翻译的策略，我们将在后面的章节中进一步深入研究。

中医医学与社会科学融合在一起，为中华民族世世代代的繁衍生息作了很大的贡献，这是人类历史上的创举。我们也希望，就像金字塔和象形文字为古埃及文明的文化符号一样，不久的将来中医在世界范围内广泛传播，造福人类，亦可成为中华民族的文化符号，在全世界闪耀光芒。

汉英中医翻译练习

一、请将下列中医句子翻译成英语

1. 丁香味辛，性温，入胃经、脾经、肾经。

2. 从生理学角度讲，肾藏精，肾精上奉于耳，才能有正常听力。

3. 原发性耳痛，即耳病所致疼痛，在临床上较多见，其病发部位可分为4种：疼痛在耳后，疼痛在耳道，疼痛在鼓膜和疼痛在中耳。

4. 鼻出血是指鼻腔内出血的一种常见急症，可由多种疾病引起。

5. 小儿从出生到成年，一直处于生长发育的过程，无论在形体，功能等方面，都与成人不同，有其自身的特点和规律，年龄越小表现越显著，因此绝对不能简单地把小儿看成是成人的缩影。

6. 中医经典著作《黄帝内经》认为，生命是由"气"（"气"属于古典哲学中的物质范畴，是构成世间万物的基本元素）所构成的，内环境的平衡协调、内环境与外界环境的整体统一是人体得以生存的基础。

7. 脏腑器官属阴，以静为特征；功能活动属阳，以动为特征。

8. 膏育能补益虚损，宣肺通阳，预防感冒、结核，增强体质。

9. 某些贵重药物，为了保存其有效成分，避免同煎时被其他药物所吸收，可另炖或另煎。

10. 缺铁性贫血为儿童期的常见病，是指机体对铁的需求量增加、摄入不足或丢失过多等原因，造成体内铁的缺乏，影响血红蛋白合成而引起的一种血液病。

二、请将下列中医段落翻译成英语

枸杞子，味甘，性平，具有滋肾润肺、平肝明目的功效。研究表明，枸杞子含有甜菜碱、胡萝卜素、维生素 B_1、核黄素、烟酸、抗坏血酸、钙、磷、铁等成分，具有抑制脂肪在肝细胞内沉积、防止脂肪肝、促进肝细胞新生的作用。本品能有效防治中老年人因肝肾阴虚所致的头晕目眩、腰膝酸软、视物模糊，并可用于糖尿病的治疗。

第二讲

奈达的翻译理论在中医翻译中的应用研究

一、奈达简介

尤金·A·奈达(Eugene A. Nida),美国语言学家、翻译家、翻译理论家,1914 年 11 月 11 日出生于美国俄克拉荷马市,1943 年获密歇根大学语言学博士学位,此后长期在美国圣经学会主持翻译部的工作,曾任美国语言学会主席,1980 年退休后任美国语言学会顾问,2011 年 8 月 25 日在比利时布鲁塞尔与世长辞,享年 96 岁。

奈达是一位杰出的语言学家,他到过 96 个国家,在全球一百多所大学做过讲座,来中国有 13 次之多,直至 2003 年,89 岁高龄时,他仍到非洲讲学。

1997 年 10 月,奈达曾参加在上海外国语大学举行的"上外翻译研讨会"。应会议邀请,其忘年之交、著名学者周海中教授介绍了奈达对翻译学科的重要贡献、学术思想,以及奈达对中国译界的重大影响、对后学的无私帮助。

奈达青少年时就成为一位基督教徒,但他经常将学术和宗教严格分开,他从不在学术场合谈论与学术无关的议题。翻译理论家叶子南教授在 2011 年第 5 期《中国翻译》上撰文悼念奈达时提到了此事。由于奈达在学术界有很高的知名度和影响力,他逝世时,美、英的主流媒体(如《纽约时报》《华尔街日报》《华盛顿邮报》《每日电讯报》等)都做了报道,对他的学术贡献给予了高度评价。

这位在学术界赫赫有名的人物,偏偏远离学术重镇,默默地在美国圣经协会供职半个多世纪。他一生的主要学术活动都围绕《圣经》的翻译展开。在翻译《圣经》的过程中,奈达从实际出发,提出了一套翻译理论,这套翻译理论最终成为翻译研究的经典理论之一。

奈达著作等身,他单独或合作出版著作 40 多部,发表论文 250 余篇,另外,还有 13 本专供《圣经》译者使用的参考书。奈达的第一本专著是 1946 年出版的《〈圣经〉翻译》(Bible Translating),最有影响的是 1964 出版的《翻译的科学探索》(*Toward a Science of Translating*)，其次要数与查尔斯·泰伯合著的《翻译理论与实践》(1969)(*The Theory and Practice of Translation*)。

奈达理论的核心概念是"功能对等"。所谓"功能对等"，就是说翻译时不求文字表面的死板对应，而要在两种语言间达成功能上的对等。为使源语和目的语之间的转换有一个标准，减少差异，奈达从语言学的角度出发，根据翻译的本质，提出了著名的"动态对等"翻译理论，即"功能对等"。在这一理论中，他指出："翻译是用最恰当、自然和对等的语言从语义到文体再现源语的信息。"

二、《圣经》与《黄帝内经》

《圣经》是一部古老而富有生命力的书，有着上千年的历史。它在西方社会的宗教、历史、文化、文学等许多方面都有着极其重要的影响。中医是一门古老的生命科学，已有两千多年的历史，至今仍然在中华民族的健康和繁衍中起着重要的作用。从《黄帝内经》问世到今天，两千多年过去了，中医语言几乎没有太大的变化，至今仍然是半文半古的风格。在对待中医翻译中语言的处理等方面，目前仍存在着较大的分歧。美国翻译理论学家奈达是在中国翻译界最被广泛介绍的翻译家。他的理论在中国翻译界影响很大。本讲通过对奈达在《圣经》翻译中提出的翻译观点和理论的研究，说明其在今天的中医翻译中应用的科学性，希望对目前这方面的争执提供一种解决思路。

三、奈达的翻译理论在中医翻译中的应用

我们认为，奈达在翻译《圣经》时提出的翻译观点和理论可主要应用在中医翻译的以下几个方面。

(一)中医翻译中译入语的选择——语言优劣论

在翻译《圣经》时，奈达认为，语言各有所长，每种语言都有独特的词法、语序、遣词造句方法及各种特殊的语言形式，每种语言都有丰富的词汇以表达其所属民族和文化的特征，翻译必须尊重语言的各自特征，各种语言具有同等的表达力。这说明世界上所有的语言是平等的，语言无优劣之分，没有某种语言在表达上优于其他语言。

然而，目前在中医翻译界仍然存在着语言优劣论的观点，这种观点认为现代英语和其他西方语言无法传递中医语言中的古香古色的气息和深奥的哲理。这种观点主张，只有用拉丁语或者中世纪的英语才能翻译再现中医原文的信息。例如，德国慕尼黑大学中医基础理论教研室的 Manfred Porket 教授就是持这种观点的典型代表者之一。

长期以来，Manfred Porket 教授致力于用拉丁语翻译中医。他的翻译原则主要体现在其著作 *The Essentials of Chinese Diagnostics*，*The Theoretical Foundations of Chinese Medicine System of Correspondence* 中。下面就是 Manfred Porket 教授用拉丁语翻译的一组中医名词术语（表 2 - 1）。

表 2 - 1　部分中医名词术语的拉丁语翻译

中医名词术语	拉丁语翻译	中医名词术语	拉丁语翻译
风	ventus	实	replete
内关	clusa	寒	algor
肾	orbis rendlis	足三里	vicus terlius Pedis
涌泉	fons scateus	扎脉	cepacoulicus
心	orbis	虚	inanis

也许这些术语的译文是准确的，但是却难记、难写、难读。拉丁语是一种"死亡"的语言。全世界目前只有梵蒂冈人使用它，而在西方现在很少有人使用拉丁语阅读或写作。尽管如此，Manfred Porket 教授几十年来一直坚持不懈地用拉丁语翻译中医书籍，目前仍然有一部分人支持他的观点。

其实，拉丁语是一门普通的语言，在表达功能上与英语没有什么两样。这一点 Manfred Porket 教授自己也不否认。根据奈达的观点，我们不应提倡使用已经"死亡"的拉丁语来翻译中医书籍，而应使用国际上广泛使用的现代英语。

事实上，在 20 世纪 80 年代末 90 年代初召开的几次亚太国际会议上最终出台的《针灸经穴名称国际标准化方案》中，就明确要求选用现代英语作为译入语。该方案说明部分指出："由于在亚太区的国际会议上通常都以英语为通用语，而拉丁语又是一种'死亡'了的语言，因此经穴的名称、缩略形式及其序号都应翻译成现代英语。"

（二）在对待原语与译入语语言形式的对应问题

在翻译《圣经》时，奈达提出，保存原作内容，有时必须改变其形式。语言之所以不同，主要是因为语言具有不同的形式，因此翻译中如果要保存原作的内容，有时就必须改变其表达形式。

然而，时至今日，仍然有不少学者认为，中医翻译必须保留其半文半古风格下的"四字一句"等语言形式。他们认为中医语言的这些形式对其信息的表达有着极其重要的作用。例如在翻译诸如"带下医""阴精""阴血""脾土虚弱""肾水虚寒"等时，宁愿生搬硬套其形式译成"doctor under the skirt""yin essence""yin blood""spleen earth deficiency""deficiency and cold of kidney water 等 。殊不知，"带下医"是用"带下病"指代所有的妇科病，因此"带下医"就是妇科大夫，应翻译成"gynecologist"。按照中医阴阳学说，"精"和"血"属阴，"阴"是精和血在阴阳学说中的阴阳归类，译成英语时不应译出来。"阴精"和"阴血"应该分别译成"essence"和"blood"。另外，按照中医五行学说，脾属土，肾属水。"脾土虚弱"和"肾水虚寒"实际上就是"脾虚"和"肾虚"，为了凑够四个字才说成这样。从以上例子可以看出，英汉两种语言有各自的语言形式。我们在翻译时一定要突破语言形式的束缚，准确传递语言信息。正如奈达所指出的那样，语言之所以不同，主要是因为他们具有不同的形式。形式是为内容服务的。在中医翻译中，当保留语言的形式与传递信息内容发生矛盾时，我们要牺牲形式，保留内容，不能一味地强调形式而忽略了信息内容。

（三）采用大小写区别容易误解的词的翻译

在翻译《圣经》时，奈达提出，对含义模糊或容易引起误解的内容，翻译时采用大写字母的方法并不能得到纠正。例如，在书面语中，可以用 He，Him 和 His 等代词的大写形式来指代 God（上帝），不会产生误解，但在口头语中却无法区别。

在中医翻译界目前存在着与奈达相反的观点和做法。例如，在《美国中医学院学报》中，所有的中医名词术语都要大写第一个字母，以区分中医概念和西医概念。像中医中的"心""肝""脾"等都要写成"Heart""Liver""Spleen"等。既然是中医学院学报，刊登在其上的应该是中医类文章。这种大写的做法实属不必要。在《中国中西医结合杂志》上有一个不定期的《中医英译》专栏。在这个专栏上，不时有学者呼吁，中医里的"心""肝""脾""肺""肾"等不能翻译成西医里的"heart""liver""spleen""lung""kidney"等。因为中医里的这些名词不光是一个解剖概念，而更多的是一个功能概念。因为中医里的"肾"，"主生殖""主纳气""主骨、生髓、主生长发育"等，而在西医里"肾"的主要生理功能为将废液和血液分离，属于泌尿系统，因此这些学者认为，应该大写这些名词的英译单词的第一个字母，以示区别。

根据奈达的观点，这种采用大写字母的方法以区别含义模糊或容易误解的词的办法并不能奏效。中西医虽属两个截然不同的医学体系，但研究的对象都是人体和疾病。两者有许多相同之处。我们不能借口两者的区别就将其对立起来，另创造一套词汇去翻译中医。我们必须借助西医词汇，以西医词汇为桥梁，翻译和传播中医。因此，我们不应提倡这种采用大写字母的方法以区别含义模糊或容易误解的词的做法。

（四）中医翻译中的"雅"的问题

1898 年，在参照古代佛经翻译的经验、结合自己的翻译实践的基础上，严复在他的《天演论》卷首的"译例言"中提出了著名的"信、达、雅"的翻译标准。从此，"信、达、雅"三个字成为指导翻译实践的纲领性标准，受到后世翻译者的广泛推崇。

对于"雅"，严复的解释为：译文只有本身采用"汉以前字法句法"，也就是所谓的上等的文言文，才算登大雅之堂。严复在自己的翻译实践中所遵循的也是"与其伤雅，毋宁失真"，因而其译文不但艰深难懂，又不忠于原文，类似改编。这种脱离原文、片面追求译文本身的古雅的译法不可取。但从积极的一面来看，严复重视译文文字润饰这一点却值得我们学习。

尽管严复对"信、达、雅"翻译标准的解释有一定的局限性，但多年以来，这个标准始终没有被我国翻译界所废弃。这是因为作为翻译标准，这三个字的提法简明扼要、层次多样、主次分明。三字之中，"信"和"达"更为重要，而在信与达两者之中，"信"尤为重要。因此，广大翻译工作者仍然沿用这三个字作为当今的翻译标准，不过已赋予了其新的内容和要求，不再是过去所谓的"尔雅"和"汉以前字法句法"，而是"保存原作的风格"。1979 年，刘重德教授参考中外译家的观点，取其精华，并结合自己的翻译实践，将"信、达、雅"修改为"信、达、切"三个字："信"——保全原文意义；"达"——译文通顺易懂；"切"——切合原文风格。也就是说，刘先生对于"切"的理解为：译文应遵循原文雅则雅、通俗则通俗的标准。刘重德教授的"信、达、切"很快被翻译界所接受。

不论是"信、达、雅"，还是"信、达、切"，主要是针对文学翻译提出来的。那么，这些标准能否适用于西医名词术语翻译和中医名词术语的翻译呢？

让我们先看看西医名词术语翻译中的"雅"的问题。20 世纪中叶以后西医逐渐传入中国时，早期的翻译者在翻译西医名词术语时，采用了科学的翻译原则，使得西医名词术语在很短的时间里就得到了统一。当时著名的译者惠特尼（H. Whitney）把"准确、简明、文雅"作为翻译的标准和次序。他强调译名应考虑到汉语的习惯和特征，这样才会利于中国人接受和译名的推广。在这种思想的指导下，他对当时不少译名进行了修改。这里仅以人体骨骼名的修改为例加以说明。惠特尼先后把蝴蝶骨（sphenoid bone）改为蝶骨，筹筛骨（ethmoid bone）改为筛骨，小腿骨（tibia bone）改为胫骨，大腿骨（femoral bone）改为股骨、船骨（scaphoid bone）等。这样一改，看到这些译名显然使人很舒服，比旧译名"雅"多了。

以上都是西医名词术语翻译时有关"雅"的例子。那么，在目前中医名词术语英译时，我们是否应遵循"雅"的原则呢？答案是肯定的。长期以来，在所谓"信"的原则的支配下，有些译者片面地追求"忠于原文的内容和形式"，忽略了"雅"的原则。这种译法对目前的中医名词术语英译标准化产生了很大的负面影响，成为中医对外传播的一大障碍。事实上，目前的中医名词术语英译过程中有许多译名需要按照"雅"的原则进行修正。

例如，中医中有一个"奔豚"的古病名。尽管是古病名，但目前仍然广泛地被人们使用着。在许多字典中，"奔豚"被译成"running-pig syndrome"。本病是因肾脏阴寒之气上逆或者肝经气火冲逆所致。患者的症状为有一股气从下腹部上冲至胸部、咽部，并伴有腹痛或往来寒热。而"running-pig syndrome"这样的仿造性很强的译名，若不提供必要的注释，读者很难理解其医学含义。更重要的是，使用"pig"一词会令人不舒服。不论是在中国文化还是英语国家文化里，"pig"都是一个粗俗的、贬义的词。《牛津高级英汉双解词典》将其含义解释为："dirty, greedy, inconsiderate or ill-mannered person（肮脏的、贪婪的、不顾别人的或粗野的人）；difficult or unpleasant thing, task（困难的或讨厌的事情）。事实上，"豚"在汉语里是"猪"的同义词，指小猪。因而，"奔豚"对于中国的读者来说，似乎不大能引起不舒服的感觉。如果把"奔豚"换成"奔猪"，中国读者的感觉就截然不同了。因此，国外的读者看到"running-pig syndrome"跟我们看到"奔猪"一样，会产生严重的不舒服感。这样的译名实在不可取。

有学者把"青龙汤"字面对译成"Blue Dragon Decoction"，大家想想，西方人看到译名时会有什么反应？

由于世界上不同民族对同一事物的感受不同，在翻译时一定要注意避免在译入语读者中可能引起的文化禁忌和误解。例如，说到"龙"，中国人认为它是吉祥的象征。因而，汉语里有大量的有"龙"字的词语，如"望子成龙""龙子龙孙""龙腾虎跃""乘龙快婿"等。在封建社会的中国，龙是帝王的象征。然而在西方国家，龙被人们认为是邪恶的象征，是个怪物。在不少传说中，龙最终被英雄杀死。因此，"亚洲四小龙"就被译成了"the four Asian tigers"，而不是"the four Asian dragons"；"望子成龙"宜译为"long to see one's son become somebody"，而不宜译为"long to see one's son become a dragon"。

对于龙的中西文化象征意义的差异，也可从 2008 年北京奥运会吉祥物的征集和最终确定来证明。据报道，"中国龙"是在对吉祥物进行最后一轮审定时被淘汰出局的。有记者从北京奥组委了解到，由于龙的形象在东西方存在差异，北京奥组委第 53 次执委会建议用鸟代替龙的形象。经过修改，风筝造型代替了"龙"的造型。

在西方国家，性教育早已普及，有关"性"的问题并非新鲜事情，但这绝非意味着人们就可以随便不加选择地使用与"性"有关的词语。事实上，受过教育的人大都回避使用这方面的词汇。对于那些所谓的"四字母词"（four-letter words），如"cock，piss，shit，fuck，cunt，tits"等更是禁止使用。这也反映了文明社会人们遵循的最起码的伦理道德准则。

在有些词典里，"乌鸡白凤丸"被直译为"Black Cock and White Phoenix Decoction"。尽管在中西文化里，"凤"都代表着事物的"再生""不朽的象征"，甚至是"伟大的天才、绝代佳人、一代尤物"（《英华大词典》），但在英文中，"cock"一词属于四字母词汇（four-letter words），与男性性器官有关，是个禁忌词。乌鸡白凤丸是一种治疗妇科病的药。看了这样的译名，西方的女士决不会买这种药。如果将其译为 Wuji Baifeng Pill，既可以避免文化禁忌和误解，又可以保持其回译性。

中医集中国古代文化之大成，中医的医学理论体系就是在中国古代文化，特别是在中国古代哲学思想"阴阳""五行""精、气、神"等基础之上建立起来的。因此，在翻译某些中医名词术语时，我们一定要注意比较中外文化的差异，力争实现译名的"雅"，避免文化禁忌和误解。

综上所述，我们认为，在坚持"信、达"的前提下，中医名词术语翻译中同样应遵循"雅"的标准。中医名词术语译名应在符合译入语的习惯和特征的同时，尽量使用文雅的词汇，至少不出现粗俗的词汇，杜绝容易引起文化禁忌的词汇。只有这样，中医名词术语的译名才能经得起时间的考验，才能得以推广而最终实现标准化。

（五）中医翻译中的文化因素

奈达在翻译《圣经》时提出，《圣经》的翻译不应是"文化翻译"，而应是"语言翻译"。中医建立在中国古代文化基础之上，中医语言中充满了反映中国古代文化的文学用语、哲学用语、宗教用语等。如何对待中医语言中的这些文化因素，目前还有分歧。一些主张保持中医语言形式，保持中医语言中文化含义的学者，主张直译。按照奈达的理论，我们认为，中医翻译不应是文化翻译，其目的不是向国外传播中国文化，而应是科技翻译和医学翻译。这一点在第一讲中已有论述。

（六）中医翻译中的全盘西化

在翻译古老的《圣经》时，奈达提出，我们不能，也不该使译文听起来好像是临近城镇 10 年前发生的事情，因为《圣经》所涉及的历史环境至关重要，我们不能使法利赛人和撒都该人脱胎换骨，变成现代的宗教派别。这说明，对于《圣经》的翻译，保留其历史渊源非常重要。这个翻译观点对今天的中医翻译也有借鉴意义。

目前，在中医翻译上，有学者主张"全盘西化"，完全用西医词汇来翻译所有的中医词汇。这种做法当然是错误的。中医和西医毕竟属于两个不同的医学体系，不能将两者等同起来。我们不能把中医里某些独特的概念也用西医英语翻译。例如，中医里的"伤寒"与西医里的"伤寒"是两个截然不同的概念。西医的"伤寒"指"由伤寒杆菌引起的肠道传染病"。中医的"伤寒"至少有三层意思：①各种外感热病的总称；②感受寒邪发热的病症；③冬天感受的寒邪。因此，不能用西医的"typhoid"翻译中医的"伤寒"。"阴""阳""气"等这些中医里的独特的名词，体现着中医的历史沿革和痕迹，对其我们应该采取音译。这样，才能保留中医文化的特色。

四、结语

古老的《圣经》在西方宗教、文化、生活等方面有着极其重要的影响。古老的中医在中华民族生长繁衍和健康史上至今仍起着非常重要的作用。《圣经》翻译学家奈达在翻译《圣经》时提出的理论在中医翻译中译入语的选择、对待原语与译入语语言形式的对应、采用大小写区别容易误解的词的翻译、中医翻译中的"雅"、中医翻译中的文化因素处理、中医翻译中的全盘西化等方面都有借鉴和指导意义，我们应积极地将奈达的理论应用在中医翻译中，使中医这门古老而神圣的医学焕发出青春的活力，造福全人类。

汉英中医翻译练习

一、请将下列中医句子翻译成英语

1. 山药味甘，性平，入胃经、脾经、肾经。

2. 肝与胆相表里，肝火上炎可引起耳鸣、耳聋、耳部疼痛、化脓等病症。

3. 关于共鸣，高音共鸣主要在鼻窦、鼻腔；中音共鸣主要在鼻、咽、口腔；低音共鸣主要在胸腔。

4. 鼻出血常见的证型有肺经热盛、胃火炽盛、肝火上扰、肝肾阴虚和气不摄血证等。

5. 脾为后天之本，主运化水谷精微，为气、血生化之源。

6. 衰老是人类正常生命活动的自然规律，合理的养生和康复措施，可以延缓生理性衰老，阻断病理性衰老的进程，从而延长人的寿命。

7. 五行元素的"生克制化"，维持着自然界的生态平衡和人体生理的协调平衡。

8. 神阙温补元阳，健运脾胃，是温阳固脱的重要穴位，对于年老体弱、阳气不足、腹中冷痛、泄泻、四肢发凉等均有温补作用。

9. 中医学对体质进行分类的方法很多，一般将体质分为正常体质和不良体质两大类。

10. 肾病综合征是由于肾小球滤过膜通透性增加，大量血浆蛋白随尿液流失而引起的综合征，其临床特征为大量蛋白尿、低蛋白血症、高胆固醇血症和明显浮肿。

二、请将下列中医段落翻译成英语

鸣天鼓法出自《内功图说》。其操作方法是调整好呼吸，先用两手食指、中指、无名指、小指对称地横按在枕部，两中指相接触，再将两食指翘起叠放在中指上，然后把食指从中指上用力弹向枕部，即重重地叩击脑后枕部。此时可闻及洪亮清晰之声，响如击鼓。可以左手、右手各做24次，再用两手同时做48次。本法具有疏通经络、运行气血的作用。

第三讲

中医方剂的命名原则与方剂名称的翻译研究

一、历史上代表性的方书简介

方剂学是重要的中医基础学科，是从中医基础向临床过渡的基础课程。广大医学生花费 5 年，甚至 7 年的时间和精力，最终学到的所有医学知识就要通过给患者开处方来发挥作用。因此，方剂学的学习和翻译就显得极其重要。

我国历史上涌现出许多经典方书。1973 年，长沙马王堆 3 号汉墓出土的《五十二病方》(春秋战国)是我国最早的方书，其中载方 280 首，可治疗 52 种常见疾病。成书于汉末的《黄帝内经》收录方剂 13 首。唐代，药王孙思邈所著的《(备急)千金要方》，收录医疗方剂 4500 余首。宋代医官王怀隐编撰的《太平圣惠方》，收方 16834 首。宋代官修所著的《圣济总录》收方近两万首。明朝朱橚的《普济方》共收方 61139 首。

那么，中医到底有多少首方剂？

有学者统计，加上对成方的加减，可以多到几十万，甚至上百万首方剂。不过，我们在教学实践和临床应用中，方剂总数并没有这么多。1980 年后出版的影响比较大的方剂学教材之一《医方发挥》(傅衍魁、尤荣辑主编，辽宁科学技术出版社，1984 年 6 月)共载主方 210 首(附方 562 首)。目前，全国中医院校本科生使用的方剂学教材一般收主方 210 首(附方 133 首)。面对形形色色的方剂名称，我们只有认真研究其命名原则，才可知晓其方名含义，准确地翻译方剂名称。

二、方剂名称的命名原则

(一)以方剂中所含诸药的名称命名

(1)麻杏石甘汤：功效为辛凉宣泄，清肺平喘；成分为麻黄、杏仁、石膏、甘草。

(2)苓桂术甘汤：功效为温阳化饮，健脾利湿；成分为茯苓、桂枝、白术、炙甘草。

(3)厚朴生姜半夏甘草人参汤：功效为治疗发汗后腹胀满、胃溃疡；成分为厚朴、生姜、半夏、甘草、人参。

(二)以方剂中君药命名

1. 以方中一味君药命名

(1)桂枝汤：功效为解肌发表，调和营卫；成分为桂枝、芍药、甘草、生姜、大枣。

(2)麻黄汤：功效为发汗解表，宣肺平喘；成分为麻黄、桂枝、杏仁、甘草。

(3)地黄饮子：功效为滋肾阴，补肾阳，开窍化痰；成分为熟地黄、巴戟天、山茱萸、石斛、肉苁蓉、附子、五味子、肉桂、茯苓、麦门冬、石菖蒲、远志。

2. 以方中两位君药命名

(1)竹叶石膏汤：功效为清热生津，益气和胃；成分为竹叶、石膏、半夏、麦门冬、人参、甘草、粳米。

(2)桑菊饮：功效为疏风清热，宣肺止咳；成分为杏仁、连翘、薄荷、桑叶、菊花、桔梗、甘草、苇根。

(3)银翘散：功效为辛凉透表，清热解毒；成分为连翘、金银花、桔梗、薄荷、竹叶、生甘草、荆芥穗、淡豆豉、牛蒡子。

3. 以方中一君一臣药命名

(1)升麻葛根汤：功效为解肌透疹；成分为升麻、芍药、炙甘草、葛根。

(2)犀角地黄汤：功效为清热解毒，凉血散瘀；成分为犀角(现改用水牛角)、生地黄、芍药、牡丹皮。

(三)以方剂中所含诸药的数量命名

(1)四物汤：功效为补血和血，调经化瘀；成分为当归、熟地黄、川芎、白芍。

(2)四君子汤：功效为补气；成分为党参、白术、茯苓、炙甘草。

(3)八珍汤(四君子汤 + 四物汤)：功效为治疗气血两虚；成分为当归、党参、白芍、白术、茯苓、熟地黄、川芎、炙甘草。

(四)以方剂功效命名

(1)温脾汤：功效为温补脾阳，攻下冷积；成分为附子、大黄、芒硝、当归、干姜、人参、甘草。

(2)清营汤：功效为清营解毒，透热养阴；成分为犀角(现改用水牛角)、生地黄、金银花、连翘、元参、黄连、竹叶、丹参、麦冬。

（3）清热败毒散：功效为清热解毒，泻火凉血；成分为黄连、青黛、荆芥、防风、羌活。

（五）以方剂中君药加功效命名

（1）黄连解毒丸：功效为泻火，解毒，通便；成分为黄连、黄檗、黄芩、栀子。

（2）柴葛解肌汤：功效为辛凉解肌，清泻里热；成分为柴胡、葛根、甘草、黄芩、羌活、白芷、芍药、桔梗。

（3）朱砂安神丸：功效为养血，镇静，安神；成分为朱砂、黄连、炙甘草、生地黄、当归。

（六）以方剂中君药＋其余诸药数目命名

当归六黄丸：功效为滋阴清热，固表止汗；成分为当归、生地黄、熟地黄、黄檗、黄连、黄芩、黄芪。

（七）以方剂中所含诸药数目＋炮制方法命名

（1）十灰散：功效为凉血止血；成分为大蓟、小蓟、荷叶、侧柏叶、白茅根、茜根、栀子、大黄、牡丹皮、棕榈皮。十味药"各烧灰存性，研极细末"。

（2）四磨汤：功效为破滞降逆，补气扶正；成分为人参、槟榔、沉香、乌药。四味药"各浓磨水"。

（3）四生丸：功效为凉血止血；成分为生荷叶、生艾叶、生柏叶、生地黄。四味药"上研，丸如鸡子大"。

（八）以方剂中使药命名

十枣汤：功效为泻下逐水；成分为芫花、甘遂、大戟。

（九）以比喻命名

（1）舟车丸：功效为逐水行气；成分为黑牵牛、大黄、甘遂、大戟、芫花、青皮、陈皮、木香、轻粉。以"舟车"命名方剂，比喻该方有行气逐水的功效。

（2）疏凿饮子：功效为泻下逐水，疏风发表；成分为泽泻、赤小豆、商陆、羌活、大腹皮、椒目、木通、秦艽、槟榔、茯苓皮。以"疏凿"命名方剂，比喻该方有泻下逐水，疏风发表的功效。

（3）六神丸：功效为清凉解毒，消炎止痛；成分为麝香、牛黄、珍珠、蟾蜍、冰片、雄黄。以"六神"命名方剂，比喻麝香、牛黄、珍珠、蟾蜍、冰片、雄黄六味药物。

（十）以《易·卦》命名

自古就有"医《易》同源"之言。有一些中医方剂以《易·卦》命名。示例如下。

（1）交泰丸：功效为交通心肾，清火安神；成分为黄连、肉桂。取义于地天泰卦，即阴阳水火相济、心肾相交之意。

(2)清震汤：功效为升阳解毒；成分为升麻、苍术、荷叶。取易经"震为雷"之意。

(3)坎离汤：功效为定喘；成分为荜澄茄、石菖蒲、白术、茯苓、木香、甘草、半夏、紫苏子。坎离指铅汞、水火、阴阳。《易·说卦》："坎为水，离为火。"

(4)清离定巽法：功效为舒筋宁搐，清热定风；成分为连翘、竹叶、生地黄、玄参、菊花、桑叶、钩藤、木瓜。《易·说卦传》："离为火，巽为风。"本方以清火定风为治。

(5)资生丸：功效为健脾开胃，消食止泻；成分为党参、茯苓、甘草、山药、白术、白扁豆、芡实、莲子、山楂、六神曲、麦芽、薏苡仁、陈皮、黄连、泽泻、肉豆蔻、广藿香、桔梗。方名取义坤卦象词"至哉坤元，万物资生，乃成顺天。"

(十一)以宗教相关的词汇命名

宗教，特别是儒、道、佛，丰富发展了中医学。中医中有许多宗教词汇(《古方方义与方名考释》①)。

(1)观音梦授方：功效为退翳消障；成分为夜明砂、当归、蝉蜕、木贼、羊肝。这是与佛教有关的方剂名称。本方为僧人梦中所授，有观音使盲者复明之宏力，故名"观音梦授方"。

(2)谷神丸：功效为健运脾胃，消食导滞；成分为人参、缩砂仁、香附、三棱、莪术、青皮、陈皮、神曲、麦芽、枳壳。这是与道教有关的方剂名称。本方消食导滞，增进食欲，使五谷养人，神气自生，故名"谷神丸"。

(3)青莲膏：功效为清热解毒；成分为白砒、轻粉、青黛、乳香、麝香。这是与佛教有关的方剂名称。黛是一种黑色颜料，古时妇女用以画眉，故称青黛。青黛青莲产于印度，是一种青色莲花。佛教以青莲喻作佛之眼目。由于青黛喻为眉色，青莲喻作佛眼，取方名时特意将青莲替代青黛之名，取以佛语称谓，故名"青莲膏"。

(十二)以方剂中诸药剂量的比例或者服用剂量命名

(1)六一散：功效为祛暑利湿；成分为滑石180 g，甘草30 g。根据五行生成数"天一生水，地六成之"，故名"六一散"，而非"一六散"。

(2)七厘散：功效为化瘀消肿，止痛止血；成分为血竭、乳香、没药、红

---

① 赵存义. 古方方义与古名考释[M]. 北京：中国中医药出版社，2012. 本书收录了与道教相关的方剂30多首，与佛教相关的方剂4首。

花、儿茶、冰片、人工麝香、朱砂。此药内服易耗伤正气，不宜多量久服，一般每次只服七厘，所以以其每次用量命名为"七厘散"。

（3）七三丹：功效为搜脓拔毒，去腐生肌；成分为熟石膏、升丹。此药中熟石膏用量为七钱，升丹用量为三钱，故名"七三丹"。

由于中医方剂名称数目巨大，命名规律非常复杂，不可能在有限的版面里完成对所有方剂命名规律的梳理。以上只对常用的方剂名称命名加以研究整理，供大家参考。

三、方剂名称的翻译原则

在翻译方剂名称时，我们要保持信息性、简洁性、回译性三原则。当三原则发生矛盾时，要首选简洁性。

（一）简洁性

中医学用语的突出特点就是言简意赅，用字少而表意深，方剂名称也不例外。在翻译时，应保持这一特点。另外，我们还应考虑到西方读者的接受能力，在简洁的前提下尽量使译名具有一定的自释性（self-explained），否则会影响读者的理解。

（二）信息性

方剂名称词一般都承载着一定的信息，这对方剂组成、功效等有导读作用，即对其内容具有直接或间接的说明作用。这样的名称能使人见名明义，很有实用性。在翻译时，我们应保持中文方剂名称的这一特点，但应避免由此而使译名烦琐冗长。

（三）回译性

英译的方剂名称在形式和结构上应尽量与其中文名相近，这样中国的读者或听众读到、听到方剂名称的英译形式时，能够立即理解其中文意义，这样才能真正达到信息双向传递的目的；反之亦然。

对于回译性，我们应注意避免引起笑话。曾有某知名高校教师在其文章中将蒋介石的威玛拼音名字"Chiang Kai-shek"译成"常凯申"，对此我们要引以为戒。

四、方剂名称的翻译方法

方剂名称的翻译方法主要有直译法和音译法两种。

（一）适合直译的方剂名称

1. 以方剂中君药命名的方剂

翻译格式：君药名 + 剂型名。

（1）桂枝汤可翻译为 Cassia Twig Decoction/Ramulus Cinnamomi Decoction。

其功效为解肌发表，调和营卫；成分为桂枝、芍药、生姜、大枣、甘草。

（2）牡蛎散可翻译为 Oyster Powder/ Choncha Ostreae Powder。

其功效为固敛止汗，益气固表；成分为牡蛎、黄芪、麻黄根、浮小麦。

（3）乌梅丸可翻译为 Smoked Plum Pill/Fructus Mume Pill。

其功效为温脏安蛔；成分为乌梅、细辛、干姜、黄连、当归、附子、蜀椒、桂枝、人参、黄檗。

这里建议将常用方剂名称译成英文。

2. **以主治病症命名的方剂。**

翻译格式：病症名 + 剂型名。

（1）宫外孕方可翻译为 Extrauterine Pregnancy Decoction。

其功效为活血祛瘀，消癥止痛；Ⅰ号成分为丹参、赤芍、桃仁，Ⅱ号成分为丹参、赤芍、桃仁、三棱、莪术。

（2）奔豚汤可翻译为 Qi-Rushing Syndrome Decoction/Running-Piglet Syndrome Decoction。

其功效为疏肝清热，降逆止痛；成分为甘草、川芎、当归、半夏、黄芩、葛根、芍药、生姜、甘李根白皮。

试比较奔豚汤的两个译名哪个更好？显然"Running-Piglet Syndrome Decoction"属于中医翻译中的"不雅"。这个译名会让外国人猜想，是人有病还是猪有病？还有人主张把中医里的"奔豚"译成西医里的"gastroenteroneurosis"（胃肠神经官能症），因为这两个病名几乎是名异实同。在西医中，胃肠神经官能症表现为肠道积气、蠕动亢进或痉挛，患者自觉有一股气流从小腹上冲心胸。中医里"奔豚"是因肾脏阴寒之气上逆，或者肝经之气火冲逆，患者表现出的症状为有一股气从下腹部上冲至胸部、咽部。如此翻译，会使外国人认为在汉代中国医学、中国医家已有"神经"这一概念，显然这一认识是错误的。因此，我们对中医的翻译态度要客观，在尊重历史的前提下，真实、准确地翻译中医，传达蕴含其中的中国文化，这才是科学的中医翻译态度。

（3）脚气散可翻译为 Beriberi Powder。

其功效为燥湿止痒；成分为荆芥穗、白芷、枯矾。

3. **以动物名称命名的方剂**

翻译格式：动物名 + 剂型名。

（1）白虎汤可翻译为 White Tiger Decoction/Bai Hu Decoction。

其功效为清气分热；成分为石膏、知母、粳米、甘草。

白虎为瑞兽，代表西方，在天为燥，在地为金，其性为凉，为强性清热剂。第一个译名容易引起动物保护主义者抗议，因为"白虎"极其珍贵，应该加以保护。

（2）青龙汤可翻译为 Blue Dragon Decoction/Qing Long Decoction。

其功效为发汗解表；成分为升麻、龙胆、葳蕤、大青。

青龙，即苍龙，乃古代所谓"四灵"之一，主东方，司发育万物。这如同古人说的"龙现云从"，而后行雨，用降雨来形象汗出，而汗出则风寒已解。青龙汤形象地表示出服药后的情景，可看出制方者想象丰富，寓意深远，只要看到"青龙"二字，就会使人有身处云雾之中，不觉产生汗如雨下的痛快淋漓感觉。

因为文化差异的存在，中国文化中龙是吉祥的象征，受人喜欢，但在西方文化里龙是"怪物"，易引起人的恐惧、厌恶，此时第一种译法还值得商榷。

4. 以比喻命名的方剂。

翻译格式：借喻物 + 剂型名。

（1）碧玉散可翻译为 Green Jade Powder。

其功效为清热解暑；成分为滑石、甘草、青黛。

以"碧玉"命名方剂，借喻玉石的清凉，揭示该方具有清热解暑之功效。

（2）再造散可翻译为 Re-creation Powder。

其功效为助阳益气，散寒解表；成分为黄芪、人参、桂枝、甘草、附子、细辛、羌活、防风、川芎、生姜、赤芍。

以"再造"命名方剂，借喻该方使生命垂危者重获生机，取"承载再造之恩"之意。

（3）舟车丸可翻译为 Zhou Che Pill。

其功效为逐水行气；成分为黑牵牛、大黄、甘遂、大戟、芫花、青皮、陈皮、木香、轻粉。

以"舟车"命名方剂，比喻方中诸药相合，共奏逐水行气之功，使水热壅实之邪从二便排出，犹如顺流之舟、下坡之车，顺势而下，故名为"舟车丸"。这里要特别注意，由于"舟车"在该方中含义丰富，很难简短译成达意的方剂名称。如果译成"Boat-Car Pill"可能会引起歧义，让人以为是治疗晕船晕车的药物。

5. 以功效命名的方剂

翻译格式：功效 + 剂型名。

（1）温脾汤可翻译为 Spleen-Warming Decoction/Decoction for Warming the Spleen。

其功效为攻下寒积，温补脾阳；成分为附子、大黄、芒硝、当归、干姜、人参、甘草。

译名"Spleen-Warming Decoction"比译名"Decoction for Warming the Spleen"更简短，也更符合科技名词格式。

（2）败毒散可翻译为 Antiphlogistic Powder/Powder for Antiphlogistics。

其功效为散寒祛湿，益气解表；成分为柴胡、前胡、川芎、枳壳、羌活、独活、茯苓、桔梗、人参、甘草、生姜、薄荷。

（3）健脾丸可翻译为 Spleen-Strengthening Pill/Pill for Strengthening the Spleen。

其功效为健脾和胃，消食止泻；成分为白术、木香、黄连、甘草、白茯苓、人参、神曲、陈皮、砂仁、麦芽、山楂、山药、肉豆蔻。

6. 以君药＋功效命名的方剂

翻译格式：君药 ＋ 剂型名 ＋ for ＋ 功效。

（1）朱砂安神丸可翻译为 Cinnabaris Pill for Tranquilization/Cinnabaris Tranquilization Pill/ Cinnabaris Tranquilizer/Cinnabar Tranquilization Pill。

其功效为镇心安神，泻火养阴；成分为朱砂、黄连、炙甘草、生地黄、当归。

（2）人参败毒散可翻译为 Ginseng Powder for Antiphlogistics/Antiphlogistic Ginseng Powder。

其功效为扶正匡邪，疏导经络，表散邪滞，益气解表，散风祛湿；成分为柴胡、甘草、桔梗、人参、川芎、茯苓、枳壳、前胡、羌活、独活。

7. 以服药时间命名的方剂

翻译格式：服药时间 ＋ 剂型名。

（1）鸡鸣散可翻译为 Cock-Crowing Powder/Rooster-Crowing Powder。

其功效为行气降浊，温化寒湿。成分：槟榔、陈皮、木瓜、吴茱萸、桔梗、生姜、紫苏茎叶。

（2）鸡苏散可翻译为 Cock-Waking Powder/Rooster-Waking Powder。

其功效为治疗劳伤，或饱食气逆，吐血不止；成分为鸡苏茎叶、黄芪、甘草、阿胶、干姜、艾叶。

以上两个方剂名称，译名中用"cock"好，还是"rooster"好？显然，用"rooster"比较妥当。因为在英语中，"cock"是"four-letter words"，是禁忌词汇，易让人联想到性器官，而"rooster"没有这样的联想意义。

8. 以方剂中所含诸药数目＋功效命名的方剂

翻译格式：功效＋剂型名＋of＋含药数目。

五味消毒饮可翻译为 Antiphlogistic Decoction of Five Ingredients/Antiphlogistic Five-Ingredient Decoction。

其功效为清热解毒，消散疔疮；成分为金银花、蒲公英、紫花地丁、天葵子、野菊花。

（二）适合音译的方剂名

1. 以方中所含诸药的名字命名的方剂

麻杏石甘汤可翻译为 Decoction of Ephedrae, Armeniaceae Amarum, Glycyrrhizae and Gypsum Fibrosum/Ma Xing Shi Gan Decoction。

其功效为辛凉宣泄，清肺平喘，肺热喘咳；成分为麻黄、杏仁、石膏、甘草。

当译文单词拼写较长、方名有两个以上药名时，我们就要考虑音译，译名的简洁性是第一位的翻译要求。一首方剂名称翻译得无论如何准确，如果特别冗长，就失去了交际意义，不可取。

2. 以比喻、传说、五行配属相关的方剂名称

（1）真人养脏汤可翻译为 Zhenren Yangzang Decoction。

其功效为涩肠固脱，温补脾肾；成分为人参、当归、白术、肉豆蔻、肉桂、甘草、白芍药、木香、诃子、罂粟壳。

"真人"为吕纯阳，纯阳真人，八仙之一。我们无法用简短几个英文单词，表达吕纯阳的故事，因此，方剂名称采用音译法。

（2）真武汤可翻译为 Zhen Wu Decoction/True Martial Decoction。

其功效为温阳利水；成分为茯苓、芍药、生姜、附子、白术。

"真武"为"为北方行水而设"，文化含义非常丰富，我们只能音译。译名"True Martial Decoction"有理解失误，"真武"不是"武术"，不是"武功"之意。

（3）月华丸可翻译为 Moonlight Pill。

其功效为滋阴保肺，消痰止咳；成分为天门冬、生地黄、麦门冬、熟地黄、山药、百部、沙参、川贝母、阿胶、茯苓、獭肝、三七。

"月华"，古人指月亮或月亮周围的光环。肺属阴，为五脏之华盖，犹如月亮之光彩华美。本方能滋阴润肺，治疗肺痨之病，故名"月华丸"。

3. 以方中两味以上药物名称命名的方剂

（1）枳实薤白桂枝汤可翻译为 Zhishi Xiebai Guizhi Decoction。

其功效为通阳散结，祛痰下气；成分为枳实、厚朴、薤白、桂枝、瓜蒌。

（2）甘草干姜茯苓白术汤可翻译为 Gancao Gangjiang Fuling Baizhu Decoction。

其功效为温脾胜湿；成分为甘草、白术、干姜、茯苓。

（3）厚朴生姜半夏甘草人参汤可翻译为 Houpo Shengjiang Banxia Gancao Rensheng Decoction。

其功效为治疗发汗后腹胀满者、胃溃疡；成分为厚朴、生姜、半夏、甘

草、人参。

五、中医方剂常见剂型及其翻译

汤、饮、煎剂 Decoction

散剂 Powder

丸剂（大丸）Bolus，丸剂（小丸）Pellet 或 Pill，蜜丸 Honeyed Bolus，水丸 Water Pellet，糊丸 Paste Pill，浓缩丸 Condensed Pellet

膏剂 Paste/Ointment/Plaster/Salve，流浸膏 Liquid Extract，浸膏 Extract，煎膏 Decocted Paste，软膏 Ointment，Paste，硬膏 Plaster

丹剂 pellet

酒剂 Medicinal liquor

茶剂 Medicinal Tea

药露 Medicinal Syrup

锭剂 Lozenge，Pastille，Troche

糖浆剂 Syrup

片剂 Tablet

冲服剂 Granule

针剂 Injection

栓剂 Suppository

胶囊剂 Capsule

汤剂 Decoction

煎剂 Decoction

饮剂 Decoction

引子 Conductor

汉英中医翻译练习

一、请将下列中医句子翻译成英语

1. 山茱萸味酸，性微温，入肝经、肾经。

2. 方剂学既是一门重要的基础课，又与临床各科紧密相连，起着沟通基础与临床的桥梁作用。

3. 耳病内治法有疏风清热，泻火解毒，利水渗湿，补益肾阴，活血排脓，行气通窍等。

4. 鼻外伤是鼻部遭受外力袭击而致的瘀肿疼痛，皮肉破损，鼻梁骨折，或鼻腔出血等，是临床常见急症之一。

5. 肾为先天之本，肾中元阴元阳为生命之根，关系到人的禀赋、体质与生长发育，诸脏之阴有赖于肾阴的滋润，各脏之阳有赖于肾阳之温养。

6. 营养是人体获取养料的来源，营养不良包括摄入不足和吸收不良两方面。

7. 培补元气是补肾的关键，增强运化是健脾的关键，两者有相互促进，相互补充的作用。

8. 关元又称"丹田"，集一身之元气，温肾固本，补气回阳，通调冲任，理气和血。

9. 中医认为，久视伤血，久卧伤气，久行伤筋，久立伤骨。

10. 慢性肾小球肾炎系小儿时期病程超过一年，伴有不同程度的肾功能不全和(或)持续性高血压，预后较差的肾小球肾炎，有原发性、继发性和遗传性之分。

二、请将下列中医段落翻译成英语

温法是通过温里祛寒的作用，使在里寒邪得以消除的一种治法，适用于脏腑经络因寒邪而致的里寒病证。里寒证的形成，有外感、内伤的不同，或由寒邪直中于里，或因失治误治而损伤人体阳气，或因素体阳气虚弱，以致寒从中生。同时，里寒证又有在脏、在腑，以及部位浅深、程度轻重的不同，故温法又有温中散寒、回阳救逆和温经散寒的区别。在里寒证发生和发展过程中，往往阳虚与寒邪并存，所以温法又常与补阳、补气法配合同用。

第四讲

"约定俗成"在中医名词英译标准化中的作用

一、引言

中医对外交流历史源远流长，早在秦汉之际就已传入东南亚。然而，直到公元 8 世纪，中医传入阿拉伯诸国，经阿拉伯传入欧洲，真正意义上的中医翻译才开始。在 1000 多年的过程中，有大量的中医名词被译成英语。尽管由于种种原因，有一些中医名词的翻译存在着某些不足，但仍然被大家广泛地使用着，并在中医对外交流中发挥着重要作用。不过，随着时代的发展，关于中医译名的译法学术界有了一些新的观点。

二、有关某些中医名词译名之争

历史上，有关某些中医名词译名之争似乎一直没有停息过。例如，"针刺"和"艾灸"一词早在 17 世纪就被荷兰人 Dane Jacob Booudt，H. Buschof 及 W. Rhijne 译成"acupuncture"和"moxibustion"。该译名至今仍被人们广泛使用着。在 20 世纪 80 年代末和 90 年代初，世界卫生组织在亚太地区召开的几次国际针灸名词术语译名标准化会议上，有中国学者多次要求修改"艾灸"一词的英文形式"moxibustion"。因为"moxibustion"是由 moxi + bustion 构成的。bustion 意为燃烧(burning)，而 moxi 是由日语汉字"艾"的训读"もぐさ"音译而来的。众所周知，针灸源于中国。根据语言学和翻译学上"名从主人"的原则，应该改用"艾"的汉语拼音"ai"，将"艾灸"译为"aibustion"。在这几位学者眼里，更改该译名不只是个学术问题，更重要的是个"主权和尊严问题"。他们决心要还"艾灸"一个真面目，要争这个"主权和尊严"。尽管他们付出了很大的努力，不辞辛苦，到处游说，但依然没有改变这个既成事实。这就是约定俗成的力量。

通过几次国际会议最终公布了《针灸经穴名称国际标准化方案》。这个方案对针灸名词进行了标准化规范。下面列举一些常用针灸名词术语的国际标准化译名及其当前流行译名(表4-1)。

表4-1 部分针灸名词的国际标准化译名及其当前流行译名比较

针灸名词	国际标准化译名	当前流行译名
经脉	meridian	channel
任脉	Conception Vessel	the Ren Channel
锋针	Lance needle	ensiform needle
正经	Main Meridian	regular channel
奇穴	Extra Point	extra-ordinary point
阴跷脉	Yin Heel Vessel	the Yinqiao Channel
阳维脉	Yang Link Vessel	the Yangwei Channel
针灸穴	Acupuncture Point	acupoint
骨度分寸	bone proportional cun	bone measurement
手指同身寸	finger cun	finger measurement

由表4-1可以看出,《国际针灸经穴名称国际标准化方案》并未得到很好的执行。由于中医翻译有上千年的历史,许多名词的翻译虽不十分准确,但已约定俗成。尽管有《国际针灸经穴名称国际标准化方案》,但人们还是习惯过去的译名。

三、约定俗成的定义及其实例

所谓"约定俗成"就是指某一事物的名称是由广大人民群众通过长期的实践而确立的。钱三强同志在《努力实现我国科技名词术语的统一与规范》一文中认为,对于已"约定俗成"的名词术语,虽然定名并不贴切,但大家都已经习惯了,换个新的,人们倒不认识了,反而不利于统一,故应沿用。例如,科学界通行已久,人所共知的译名"牛顿"(Newton)、"爱因斯坦"(Einstein)等,即使发音或用字不够准确规范,一般也不更改。也有人建议把frequency modulated(FM)transmitter 及 amplitude modulated(AM)transmitter 分别定名为频调发射机和幅调发射机。这样中英文才完全对应。但考虑到以 FM 和 AM 开头的许多派生词都已习惯定为"调频"和"调幅",如加以改动必将引起一系列派生词的改动,导致混乱和不便,因此未予以改动。在现实生活中,类似的例子也很多:铅笔(pencil)不含铅(lead),其主要成分为石墨(graphite);糖精(saccharin)的主要原料是甲苯(toluene)而不是蔗糖(sucrose);自行车(bicycle)并非自行,而是靠脚蹬;西印度群岛(the West Indies)不在印度而在中美洲。

另外，20 世纪 90 年代，有一些学者写文章呼吁中医里的心、肝、脾、肺、肾不能译成现代医学里的 heart、liver、spleen、lung 和 kidney。因为中医的心、肝、脾、肺、肾既是解剖概念，又是功能概念。中医的"心"除了"主血脉"外，还"主神志"……这些学者主张将这些名词音译成 xin、gan、pi、fei、shen。而事实上，早期的翻译工作者从一开始就使用了西医词 heart、liver、spleen、lung 和 kidney。长期以来，人们已习惯了这种译名。如果换成其他译名，也许更准确了，但人们却不适应了。这一点可从中国的译名"China"之争得到证实。

四、"中国"的译名"China"之争

安徽师范大学外国语学院的朱少华先生在他的文章《"中国"一词的外语译名》中对于"中国"一词的英译名"China"提出了不同的看法。

首先，他认为根据 1977 年 9 月联合国第三届地名标准化会议规定：采用我国《汉语拼音方案》作为拼写中国地名和人名的国际标准。因此，"中国"应音译成"Zhongguo"。

其次，他认为"名从主人，音译为主"。例如，"Canada""Ireland"等就被音译为"加拿大"和"爱尔兰"等。因而，"中国"应译成"Zhongguo"。

最后，也是朱先生认为最重要的一点，就是"中国"的英文形式"China"及其派生词含有严重的侮辱性。在这部分里作者还列举了不少例子以支持自己的观点。其中之一就是美国成语"Chinaman's chance"的出处：19 世纪中叶，美国加利福尼亚掀起了淘金热，白人淘金剩下的渣滓无人问津，才轮到华工去淘。这样淘到的金子自然很少。因此，该成语的含意为"毫无希望的机会""渺茫的机会"。朱先生在文章的最后指出："……国名的翻译不仅仅是翻译上的事，而且是一项严肃的政治工作。国名的翻译应体现一国的国家主权。而"Zhongguo"的译名则是对我国国家主权的最好体现。"

那么，"中国"的译名"China"与"瓷器"到底有没有关系？

事实上，我国的陶器和瓷器（先有陶器，后有瓷器）的制造历经西周、春秋、战国、秦、汉的历史，直到东汉晚期才烧制出符合标准的瓷器。中国的瓷器要有世界影响力，必定是在能烧制出质量比较好的瓷器以后的事。所以，"China"一词当初并不可能与"瓷器"有关。

其实，"China"一词源于中国古代第一个封建王朝秦王朝"秦"的拼音。秦灭六国，统一中国后，统一货币，统一度量衡，实行郡县制，国力迅速增强。但是，秦始皇的铁骑并没有停止征战，不断进攻匈奴人。这一下子让匈奴记

住了秦国。到了汉朝，霍去病把匈奴人赶到了西方，让中国的影响力扩展到了中亚和欧洲，西方就把中国叫"Chin"。当时的欧洲使用的是拉丁文，拉丁文给每个国家起名时，要在后面加个字母"a"。因此，中国的译名由"Chin"变成了"China"。

也就是说，"China"事实上属于音译。这完全符合"名从主人，音译为主"的基本原则。这样看来，"中国"的译名不但合情，而且合理。另外，我国政府在发布使用汉语拼音翻译人名、地名的通告时曾专门指出，由于历史的原因，中国国名的旧译形式"China"已为国际社会所通用，按照"约定成俗"的原则仍可继续沿用。不仅如此，香港和澳门也没有因主权回归祖国而将其英译名 Hongkong 和 Macao 改为汉语拼音 Xianggang 和 Aomen。

至于说到"China"一词及其派生词"Chinaman""Chinese"等，乍看确实有被"侮辱"之感，能激起人们的"民族自尊心"，但若平心静气地想一想，也许会一分为二地看待这个问题。众所周知，中国自第一个封建王朝秦朝开始，一直到清朝之前的几千年里，基本上处于比较发达的国家之列。"China"一词及其派生词肯定产生于这一段时间的早期。换句话说，"China"一词在其产生的那个时期根本不可能含有贬义。只是到了近代，中国落后了。落后就要挨打，贫穷就要受欺。因而，慢慢地中国和中国人在西方人心目中就留下了"不重要""弱小""怪异""带有疾病"等不良印象。

事实证明，尽管不时有人对"中国"的译名"China"提出质疑，但该译名始终是"朱颜未改"。这除了上述的原因外，还有一个最重要的因素，就是"约定俗成"这一语言发展规律始终起着支配作用。

最后补充一下例证，为何中国叫"China"，而非"Cathay"？《马可·波罗游记》出版后，Cathay（契丹国）这个词在欧洲流行。马可·波罗的时代，中国两个政权同时存在：北方是契丹国（辽、金），南方是蛮子国（南宋）。这个时期，外国人（主要是阿拉伯人和波斯人）视中国为两个部分。

后来，欧洲商人东进，来到了大明，认为大明就是马可·波罗所说的蛮子国，而契丹国在大明以北。经天主教传教士考察，证明契丹国其实是指大明北部。直到 17 世纪上半叶，英语中的 Cathay 和 China 仍然不是同一个国家。后来契丹国因战败而消亡。因此，中国的译名最终为"China"，而非"Cathay"。

五、结语

李照国教授在《中医翻译导论》中引用了荀子《正名》篇中的"名无固宜，约之以命。约定俗成谓之宜，异于约则谓之不宜。名无固实，约之以命。约定俗成谓之实名"。这段话说明事物的名称具有随意性和习惯性，没有什么道理，我们只能接受。荀子"约定俗成"的观点揭示了事物的"名"与"实"之间的本质联系，也符合现代语言学和翻译学的理论，因此，"约定俗成"应成为我们学习和研究语言(特别是翻译名词)的指导原则。约定俗成反映的是语言发展和译名学的一个基本规律，我们在译名统一的过程中，绝不可忽视这一规律所起的作用。有时我们通过规范强制执行"正名"的英译中医名词术语，结果常常是在正式场合人们用正名后的译名，在其他场合仍然用旧的译名。这样就会出现两套译名并用的情况，既给学生学习和记忆增加了负担，又会引起用词的混乱。这样的现象在普通译名的统一中也屡见不鲜，我们必须高度重视。

汉英中医翻译练习

一、请将下列中医句子翻译成英语

1. 川芎味辛，性温，入肝经、胆经。

2. 从病理上讲，心肾不交会导致耳鸣、耳聋，血脉瘀阻会导致耳聋、耳中闭塞。

3. 吹药就是把药粉吸入鼻腔或吹入鼻腔，使用吹药法时要注意所用药物是否对鼻黏膜有刺激和损伤。

4. 急性扁桃体炎为腭扁桃体的急性非特异性炎症，是一种常见的咽喉疾病。

5. 肺为娇脏，主呼吸，外合皮毛。

6. 当长期持久的精神刺激或突然受到剧烈的精神创伤，超过人体生理活动所能调节的范围时，就会引起体内阴阳气血失调、脏腑经络功能紊乱，从而加速人体的衰老。

7. 辨证论治是中医学最大的特色，养生调养和康复医疗必须根据辨证的结果来确定相应的养生、康复原则和方法。

8. 自我推拿法是患者本人运用某些简单的手法，在体表一定的部位进行推拿，达到强身健体、祛病延年的一种方法。

9. 绦虫病是绦虫的成虫寄生于人体小肠引起的一种肠道寄生虫病。

10. 急性肾小球肾炎是一组病因不明的肾小球疾患，发病急，有血尿、蛋白尿、水肿、高血压、肾小球过滤减低等临床特点，属于中医学"水肿"的范畴。

二、请将下列中医段落翻译成英语

应当根据病位、病情、药物类型以及病证特点来决定药物服用的时间。一般的药物宜在饭前 1 小时服药,以利于药物的尽快吸收;对胃肠有刺激的方药,宜饭后服用,以防产生副作用;急性重病应不拘时服;慢性病应定时服药;补益药与泻下药宜空腹时服;安神药宜临卧前服;治疟方药宜在发作前 2 小时服。还有少数方剂的服药时间有特殊要求,如十枣汤应平旦时服,鸡鸣散应五更时服等,可参考运用。

第五讲

对两套中医译名标准化方案中语法错误的研究

对于广大中医翻译界的人士来说，2007 年是一个值得纪念的年份，这一年先后有两套中医译名标准化方案出台。一个是 WHO 西太区颁布的《传统医学名词术语国际标准》(简称《传统术语国际标准》)(主要为中医名词)，一个是世界中医药联合会(以下简称世中联)颁布的《中医基本名词术语国际标准》(简称《中医术语国际标准》)。这两套译名标准化方案是中医翻译和对外交流史上的一个里程碑。两套译名标准化方案积极吸收了过去中医翻译各方面所取得的成果，有许多可圈可点的译名。另外，译名中也有一些瑕疵，应该引起我们的注意。

本讲从语法的角度，分析译名在语法方面存在的问题，为译名标准化方案在语法问题的处理上提供参考，以利于后续更加科学合理地修订译名，促进译名标准化成果的积极推广，使译名标准化方案更顺利地被人们广泛认可和应用。

一、译名英文单词的单复数问题

两套中医译名标准化方案在译名单复数上的问题主要体现在该用单数的译名误用了复数，该用复数的译名误用了单数，译名中的不可数名词被误用为可数名词。具体分述如下(表格中译名空缺者表示该词未被收录或者译名无语法错误)。

(一)该用单数的名词误用了复数

具体如表 5 - 1。

表 5 - 1　该用单数的译名使用复数的案例

名词	世中联译名	WHO 译名	拟更正译名
冲剂	infusion granules	soluble granules	infusion granule，soluble granule
带下病	leukorrheal diseases	—	leukorrheal disease
客气邪风	abnormal climatic factors	—	abnormal climatic factor
脐疮	—	umbilical sores	umbilical sore

出现在译名标准化方案里的译名，就和出现在词典里的名词一样，应该以单数出现，只有在行文时才可用复数。例如，我们在词典里查"细胞"的英文，它只能是以单数"cell"出现，不能以复数"cells"出现。只有出现在文章中时才能有复数。例如"许多细胞受到了破坏"，可译为"Many cells were damaged."。表5-1中的译名都应是单数。

(二)该用复数的译名误用了单数

具体见表5-2。

表5-2 该用复数的译名使用单数的案例

名词	世中联译名	WHO译名	拟更正译名
内痔	internal hemorrhoid	internal hemorrhoid	internal hemorrhoids
外痔	external hemorrhoid	external hemorrhoid	external hemorrhoids
镇痉止抽	relieving convulsion and stopping tremor	—	relieving convulsions and stopping tremor
风温痉	wind-warm convulsion	—	wind-warm convulsions
惊风	infantile convulsion	infantile convulsion	infantile convulsions

在医学英语名词中，有一些病名要用复数(表示单数的概念)，例如，diabetes(糖尿病)、scabies(疥疮)、caries(龋齿)、mumps(腮腺炎)、piles(痔疮)等。表5-2中的"convulsion"和"hemorrhoid"也都属于这类名词，都应该用复数。

(三)译名中的不可数名词被误用为可数名词

具体见表5-3。

表5-3 译名中的不可数名词被误用为可数名词的案例

名词	世中联译名	WHO译名	拟更正译名
九候	nine pulse-takings	—	nine pulse-feeling portions
六淫	six excesses	six excesses	six exopathogenic factors
十八反	eighteen antagonisms	eighteen antagonisms	eighteen types of antagonism
十九畏	—	nineteen incompatibilities	nineteen types of incompatibility
五夺	five exhaustions	—	five types of exhaustion

这里先介绍几个术语的含义。

九候：寸、关、尺为三部，每部有浮、中、沉三候，合称九候。头、上肢、下肢三部，每部各有上、中、下动脉的诊脉部位。

六淫：也称外感六淫，指六种致病因素（风、火、燥、湿、寒和暑）。

十八反：指性能相反的两药合用，会发生强烈的副作用，如甘草反甘遂。

十九畏：指性能相畏的两药合用，会发生抑制作用，如丁香畏郁金。

五夺：指大汗、大泄、大失血、羸弱、产后大出血等5种原因所致的气血津液耗损。

再看看译名。用作动名词时，"taking"是不可数名词。根据《朗文当代高级英语辞典》，当以复数出现，"takings"意思是"the money that a shop gets from selling its goods，即（商店）的收入、营业额"，显然不能用于翻译"九候"。另外，根据《朗文当代高级英语辞典》，作为"过分，过量"之意时，"excess"是不可数名词，不能有复数。若以复数出现，"excesses"意为"harmful or thoughtless actions that are socially or morally unacceptable，即暴行、过激行为、越轨的行为"，不能用于翻译"六淫"。另外，表5-3中"antagonism""incompatibility""exhaustion"等都是抽象名词，为不可数名词，不能有复数。我们可以说"eighteen types of antagonism""nineteen types of incompatibility"和"five types of exhaustion"。

二、译名中的词性误用问题

词性误用问题主要体现在以下几方面。

（一）形容词误用为名词

具体见表5-4。

表5-4 形容词误用为名词的案例

名词	世中联译名	WHO译名	拟更正译名
上损及下	upper impairment affecting lower	—	upper impairment affecting the lower
下损及上	lower impairment affecting upper	—	lower impairment affecting the upper
辛甘发散为阳	pungent and sweet with dispersing effect pertaining to yang	—	pungency and sweetness with dispersing effect pertaining to yang
辛温解表	releasing exterior with pungent-warm	releasing exterior with pungent-warm	releasing exterior with pungent- flavored and warm-natured medicinals

表5–4中"上损及下""下损及上"两个译名后面的"lower"和"upper"都是形容词,不能直接跟在"affecting"后面作宾语,应该在这两个形容词前加上定冠词"the",因为 the 后面接形容词,相当于抽象名词。"辛甘发散为阳"译名中,"pungent"和"sweet"都为形容词,应该改为名词"pungency"和"sweetness"。另外,"辛温解表"的两个译名中,在介词 with 后,都用了形容词"pungent-warm",形容词不能跟在介词后作宾语,应改为名词"pungent-flavored and warm-natured medicinals"。

(二)副词误用为形容词

《中医术语国际标准》中的几个译名如下:斜扳法 oblique pulling manipulation、斜飞脉 oblique-running pulse、平冲降逆 descending adverse-rising qi、表里双解剂 exterior-interior dual releasing formula。前两个译名中的"oblique"修饰后面的动名词"pulling"和"running",按照英语语法,应该用副词"obliquely";"平冲降逆"译名中的"adverse"修饰动名词"rising",应该用副词"adversely";"descend"是不及物动词,不能直接跟宾语,可以用"lower";最后一个名词"表里双解剂"译名中,"dual"修饰动名词"releasing",应该用副词"dually"。

(三)基数词和序数词的误用

《中医术语国际标准》中把"七日风"译成"seven-day convulsion(neonatal tetanus)"。七日风是新生儿患破伤风后出现的抽搐症状,一般在产后七天左右发作。而"seven-day convulsion"之意为"抽搐了七天",意思相悖,且"convulsion"应该用复数。七日风中的"七"是序数词,可以把七日风译为"tetanus on the seventh day"。为了简洁流畅,用"Day seven tetanus"更好些。

三、译名中多个形容词修饰同一个名词的顺序问题

《中医术语国际标准》中把"雷火神针"和"火险"译成"hunder-fire miraculous moxa stick"和"fire inward invasion";《传统术语国际标准》中把"一指禅推法"译成"qi-concentrated single-finger pushing manipulation"。根据《大学英语语法教程》,英语中多个形容词修饰同一个名词作定语的时候,排序规律为:限定词→数次→描绘性的形容词(短语在前,长词在后)→表示特征的形容词(包括大小、长度、形状、新旧、年龄等)→表示颜色的形容词→表示类属的形容词(包括国籍、材料质地等)→名词性定语(包括动名词)→被修饰的名词。按照这个规定,以上三个译名可分别改译为"miraculous thunder-fire moxa stick""inward fire invasion"和"single-finger qi-concentrated pushing manipulation"。

四、名词作定语

英语中,名词作定语修饰另一个名词时,一般要用单数,不能用复数。

例如，细胞分化 cell differentiation、细胞分裂 cell division、细胞计数 cell count 等。在两套译名标准化方案中，作定语的名词基本都用了复数，例如，肺病辨证 lung diseases syndrome differentiation/pattern identification、肝胆病辨证 liver-gallbladder diseases syndrome differentiation/pattern identification、心病辨证 heart diseases syndrome differentiation/pattern identification。把以上三个译名中作定语的"diseases"改成单数"disease"才符合英语语法规范。

五、不及物动词误用作及物动词

《中医术语国际标准》中把有关"降"字的名词翻译时大多用"descend"一词。例如，降气 descending qi、和胃降逆 harmonizing stomach and descending adverse qi、降气平喘 descending qi and relieving dyspnea 等。作为"下降"之意，"descend"是不及物动词，不能直接跟宾语，这里可以用"lower"等词代替。

六、翻译四字名词时，用"and"连接前后为偏正关系的名词

中医语言的一大特征是"四字"名词，许多名词由四个汉字组成。在这种情况下，翻译一定要弄清名词前后的逻辑关系。

请看《中医术语国际标准》中的几个译名：健脾化湿 invigorating spleen and resolving dampness、理气止痛 regulating qi and relieving pain、温里祛寒 warming interior and dispelling cold 等。根据中医理论，脾运化水湿，健脾可以增强脾运化水湿的功能，名词前后为偏正关系。理气的目的是止痛，温里的目的是祛寒。因此，以上三个译名中，把表示并列关系的连词"and"改用表示偏正关系的"to"（不定式，表示目的），才能表明这几个术语前后为偏正关系。类似的例子在两套译名方案中还有不少。

语法错误等语言错误是译名标准化方案中的"硬伤"，会严重影响译名标准化方案的推广和实施，也会严重影响中医的国际形象。因此，必须杜绝译名标准化方案中译名的语法错误。

七、对两套中医译名标准化方案中的语法错误的反思

两套中医译名标准化方案中的语法错误带给我们的反思应该是多方面的，主要有以下几点。

（一）对英语语法要遵守相关出版物的标准要求

按理来说，两套中医译名标准化方案就像汉英中医名词术语词典一样，是我们翻译时采用的译名标准。出版界对于出版物中存在的错误有一个标准：一般出版物中的差错率要低于万分之一才算合格。作为教材、工具书、法律

文书等，理论上对错误应是零容忍的。按照这个标准，两套中医译名标准化方案中的语法错误率远远高于相关标准。

（二）不是所有外国人的英语书面语都好

这里要特别说明，不是所有的外国人英语书面语都好。同样，不是所有的中国人汉语都好。每个人的学历、文化程度、所学专业、研究领域等都不尽相同。两套中医译名标准的制定者由学中医的人员、学西医的人员、海外华人、英语国家人员等组成。并非所有海外华人的英语都好，也并非所有欧美国家中医人员的英语都好。学业有专攻，术业有专通。因此，中医标准化译名应该由中医专家把好汉语名词理解关，由英语专家把好译名英语语言关，由西医专家把好译名格式关等。

如果两套中医译名标准方案在出台前有人负责把译名语言关，特别是语法和用词关，就不会出现相应的译名语法错误。

（三）翻译语法错误多的成因分析

目前，译文语法错误普遍存在翻译各领域。不仅出现在译名、语篇翻译，而且出现在大街小巷、机场宾馆的标识语翻译。多年的英语教学，使我们深深感到，"60后"大学生语法强，"70后"大学生语法弱，"80后"大学生语法差。分析原因，这可能与三代人当时的主流外语教学的理念与方法等有一定的关系。20世纪60年代的主流外语教学的理念与方法就是"grammar-translation teaching"（语法-翻译教学）。老师讲课文先讲语法，精讲精练，然后再逐字逐句翻译。因此，"60后"普遍语法比较强。到了"70后""80后"时代，主流外语教学的理念与方法逐渐转变为"communicative teaching"（交际教学），注重听说，忽略语法，这导致了"70后"普遍语法弱、"80后"普遍语法差的情况。

任何翻译，语法错误都是"硬伤"，不仅会影响译文的质量和学术水准，还可能会导致译文出现语意错误。

汉英中医翻译练习

一、请将下列中医句子翻译成英语

1. 女贞子味苦，性平，入肝经、肾经。

2. 脾主升发清阳之气而荣养于耳。

3. 外耳道炎的原因是局部有细菌或病毒感染，其发病与一些诱因有关，如水液浸渍、局部皮肤破损、盯聍缺乏、药物刺激或变态反应等。

4. 急性扁桃体炎多由细菌感染所致，有些病例可由病毒引起，也有细菌和病毒混合体感染者，或有厌氧菌感染者。

5. 小儿因脾常不足，运化力弱，容易被饮食所伤，产生厌食、食积、泄泻诸症。

6. 所谓的过劳，不仅指脑力劳动、体力劳动过于繁重，也包括不正常的生活方式，如过于频繁的性生活，过度的饮食、娱乐等。

7. "怒"是最忌讳的一种情绪，不仅伤肝，还可伤心、伤胃、伤脑等，导致各种疾病。

8. 用中药煎水洗浴，浸泡全身或局部，以促使患病机体康复的方法称为洗浸法。

9. 蛔虫病是蛔虫寄生于人体小肠或其他器官内的一种常见寄生虫病。

10. 心律失常指的是由多种原因引起的心脏搏动的频率、起搏点或传导不正常。

二、请将下列中医段落翻译成英语

服用汤剂次数，一般是每日1剂，将2次或3次煎煮之药液合并，分2~3次温服。但特殊情况下，根据病情的需要，或顿服以使药力集中；或每日数服，或煎泡代茶时时饮用，以使药力持续；也可每日连服2剂，以加强疗效。服用丸、散、膏、酒等剂型时，根据病情和具体药物定量，一般每日服2~3次。各种丸剂都可以直接用水送服，至于其他不同剂型，可参考制剂情况及方药功用酌情而定。服用汤药，大多采取温服，但也有例外，如治疗热证可以寒药冷服，治疗寒证可以热药热服，意在辅助药力；若病情严重时，可能发生服药后呕吐的"拒药"反应，此时则应寒药热服，或热药冷服，以防格拒。服用峻烈药物或有毒性的药物时，对其剂量应审慎从事，宜从小量开始，逐渐加量，取效即止，慎勿过量，以免发生中毒反应或戕伤人体正气。此外，对于服汤药后出现恶心、呕吐者，可在药液中加入少量姜汁，或先服少许姜汁，或用鲜生姜擦舌，或嚼少许陈皮，然后再服汤液，或采用冷服，小量频饮的方法。对于昏迷患者及吞咽困难者，现多用鼻饲法给药。

第六讲

对两套中医译名标准化方案中译名用词的研究

本讲从译名用词的角度，研究两套译名标准化方案（见第五讲）在这方面取得的成绩，剖析存在的不足之处。我们的主要目的是为译名标准化方案在用词方面提供参考，以利于后续更加科学合理地修订译名，促进译名标准化成果的积极推广，使译名标准化方案较快地被人们广泛认可和应用。

一、尊重历史，继承好的中医传统译名，吸收新中医译名

两套译名标准化方案都继承了好的传统译名，吸收了近十年来的科学的新译名。例如，中医中"辨证施治（辨证论治）"以及与其有关的中医名词很多，书面语和口语中都在频繁地使用。如对"阴虚证""湿热下注证""气滞血瘀证"等译名中的"证"的翻译非常关键。在世中联的方案中，把"证"译成"syndrome，pattern"，在 WHO 西太区方案中，则把"证"译成"pattern，syndrome"。"syndrome"这个词在中医翻译史上很早就用来翻译"证"。尽管早期的翻译工作者使用了"syndrome"这个与中医含义差异较大的词（症候群：对患者的若干个症状和体征属性的综合概括）翻译中医里的"证"（证候：证据之意，是机体在疾病发展过程中某一阶段的病理概括，反映了疾病某一阶段的病因、病位、性质及邪正关系和发展趋势，揭示了疾病的本质），但由于长期使用的原因，加上"约定俗成"的语言发展规律，两套译名标准化方案都选用了"syndrome"翻译"证"。近二十年来，中医翻译界，特别是国际中医翻译界，不少人使用"pattern"来翻译"证"，两套译名标准化方案也都选用了"pattern"这个词来翻译"证"，只是选择优先顺序不同而已。另外，"辨证"的翻译除了继承过去的"syndrome differentiation"外，两套方案都吸收了近年来的译名"pattern identification"。

最后，再看看"经脉"一词的翻译。两套方案除了继承传统的译名"channel"外，还吸收了近年来国际中医翻译界常用的"meridian"一词来翻译"经脉"的译名。类似的继承传统译名用词和吸收新的译名用词的情况还有许

多。继承好的传统译名，吸收科学的新译名，是中医译名标准化方案制定的科学的思路和方法之一。

二、大胆进行中医译名用词的创新

中医名词大多言简意赅，含义丰富，传统的译名用词较长。在坚持译名对应性与简洁性的原则下，翻译中医名词实属不易。两套译名标准化方案中不乏译名对应性和简洁性结合得很好的译名用词。请看下面几个例子。

（一）"中药"一词的译名"Chinese medicinal"

在中医翻译史上，对"中药"一词的翻译一直比较混乱。例如，在许多词典和出版物里，"中药"被译成"Chinese herbs""Chinese herbal medicines"等。众所周知，中药包括植物类、动物类和矿物类三大类。以上两个译名使用"herb"和"herbal"两个词翻译"中药"，显然只体现了中药里的植物类中药，较为片面。世中联用拉丁语词，把"中药"译成"Chinese materia medica"。拉丁词"materia medica"虽语义准确，但由于拉丁语的使用局限，导致该译法并不能得到很好地推广。另外，也有学者将中药译成"traditional Chinese drug"，但"drug"一词含有毒品的意义，例如"drug addict"（吸毒者）等也不宜采用。WHO 西太区方案将"中药"译成"Chinese medicinal"。根据《牛津英汉双解大词典》，"medicinal"一词的解释为："a medical substance 药物"。用该词翻译"中药"避免了译名引起的以上争议，译名简洁性、对应性强，可谓是创新之举。

（二）六经相关名词的翻译

六经辨证是东汉医家张仲景在《伤寒杂病论》中提出的外感病辨证法。六经病包括：三阳病（"太阳""少阳""阳明"）、三阴病（"太阴""少阴""厥阴"）。六经病概括了外感病中脏腑和 12 经病变。

传统翻译六经辨证中的"太阳""少阳""阳明""太阴""少阴"及"厥阴"等相关概念时，都采用的是音译。例如，"太阳病""少阳病""阳明病"被分别译为"Taiyang disease""Shaoyang disease""Yangming disease"；"足太阳膀胱经""足少阳胆经""足阳明胃经"被分别译成"bladder channel of foot-Taiyang""gallbladder channel of foot-Shaoyang""stomach channel of foot-Yangming"等。这样的英语和汉语拼音夹杂式译名，不利于传播交流。世中联的方案将六经辨证中的"太阳""少阳""阳明"以及"太阴""少阴""厥阴"等概念分别对应译成"greater yang""lesser yang""yang brightness"以及"greater yin""lesser yin""reverting yin"；把"太阴病""少阴病""厥阴病"分别译成"greater yin disease""lesser yin disease""reverting yin disease"；把"手太阴肺经""手少阴心经""手厥阴心包经"分别译成"lung meridian of hand greater yin""heart meridian of hand lesser yin""pericardium meridian of hand reverting yin"。中医中"阴""阳"两个概念的汉语拼音已被英语词典收录，也就是说"yin"和"yang"已成为英语单词，世中联对以上中医名词的翻译，避免了使用汉语拼音，译名自然、通顺、对应性和简洁性强。这相对于过去的英语拼音夹杂式译名，可谓是在译名用词上的一大创新。

(三)译名中大量使用名词作定语

英语中名词作定语的情况比较多。两套译名方案一改传统译法，遵循英语习惯，在译名中大量使用了名词作定语。请看表6-1。

表6-1　译名中使用名词作定语

名词术语	世中联译名	WHO西太区译名
风水	wind edema	wind edema
风痰	wind phlegm	wind-phlegm
风热乳蛾	wind-heat tonsillitis	—
寒湿痢	cold-dampness dysentery	—
湿热发黄	dampness-heat jaundice	—

传统上，以上六个病证名词一般会被依次翻译成"edema due to wind""phlegm due to wind""tonsillitis due to wind and heat""ulcerative gingivitis due to wind and heat""dysentery due to cold and dampness""jaundice due to dampness and heat"。由此可以看出，传统译法用介词短语"due to"表明病因，当存在几个病因时，还要用并列连词"and"，这样的译法不但译文较长，也不符合医学英语名词的形式。表6-1中两个译名方案中的病症名词译文，把病因直接用名词作定语翻译，译名简洁明了，符合西医英语名词的格式要求。特别是当这类起修饰作用的中医名词多个并列时，将这些并列成分译文用英文连词号相连(这样的构词法也称合成词)，这种译法更能体现译名简洁明了的特点。例如，把"风寒湿痹"和"祛风湿散寒药"译成"wind-cold-dampness arthralgia"和"wind-dampness-cold dispelling medicinal"，显然比传统的"arthralgia due to wind, cold and dampness"和"medicinal for dispelling wind, dampness and cold"译名简洁明了得多。两套译名方案中类似以上这样创新用词的译名例子还很多。

三、对两套中医译名方案中一些译名用词问题的剖析

(一)含有"伤"字的中医名词的翻译

中医中有许多含有"伤"字的名词。例如，"伤气""伤津""伤血""伤阴"

"伤神""伤肝"等。尽管这些名词都含有"伤"字，翻译时要根据具体情况和含义，选用不同的词翻译。在两套译名标准化方案里，几乎所有的"伤"字都用英语词"damage"来翻译。下面我们分组对两套方案中带"伤"字的中医名词译名进行讨论。

1. "伤湿""伤暑"等术语的翻译

这一组名词被世中联分别译为"dampness damage""summerheat damage"。在英语中，"damage"无论作名词还是动词，都表示实体性伤害，也就是有形的伤害、看得见的伤害。根据《朗文当代高级英语辞典》，"damage"的英文解释为"to cause physical harm to something or to part of someone's body"，即"损害，损坏，损伤（某物或某人的身体部位）"。以上两个中医名词中的"伤"，并非实质性的，用"damage"一词翻译不妥。我们可以采用另一个英文单词"impair"来翻译这几个名词。根据《朗文当代高级英语辞典》，"impair"的语义英文解释和例句："to make something less good than it usually is or less good than it should be（削弱；损害，损伤）：Do not boil the sauce as this can inpair the flavour（调味汁不要煮沸，否则会影响味道）。"即"impair"的含义为"使……不如原来"，强调的是"无形的、非实质性影响或伤害、负面的影响等"。所以，以上两个名词可以分别改译为"dampness impairment"和"summerheat impairment"。

2. "怒伤肝""喜伤心""忧伤肺""恐伤肾"等译名

世中联将以上四个名词分别译为"anger damaging liver""over-joy damaging heart""anxiety damaging lung"和"fear damaging kidney"。根据以上分析，英语单词"damage"是造成实质性、有形的损伤和伤害。"怒伤肝"不可能意味着人一生气发怒，肝就会破裂。中医里七情内伤对五脏六腑造成的损害不可能是直接的实体性、有形伤害，很大程度上含有"影响生理功能""负面的影响"等之意。对这类名词的翻译，我们不宜使用"damage"一词，而改用前文分析中的具有无形、非实质伤害之意的单词"impair"，这样才能译出这类名词的真正的医学含义。

当然，世中联将"伤损筋骨证"翻译成"syndrome/pattern of injury of bone and sinew"是可取的。因为"injury"一词表示实体性的有形伤害，符合"伤损筋骨证"的语义。两套方案都将"伤产"译成"injured labor"也正确，该词意为实体性的有形伤害。

3. "伤津""伤血""伤气""伤阴""伤阳"等译名

两套方案都把"伤津"译成"damage to fluid"。中医里的"伤津、伤阴、伤血"等名词，实质的含义是"损耗，消耗"，强调"耗"。因此，用英文单词

"consumption"更妥。根据《朗文当代高级英语辞典》，"consumption"的英文解释为："amount of sth used；the amount of oil, electricity etc that is used"，即某物的消耗或消耗量。我们可以将以上四个名词分别译为"consumption of fluid""consumption of blood""consumption of qi""consumption of yin"和"consumption of yang"。

(二)含有"虚"字的中医名词的翻译

两套译名方案把八纲辨证中的"虚"都翻译成"deficiency"，把含有"虚"字的名词几乎都用"deficiency"一词对译。如前文提到的含有"伤"字的名词一样，我们也要根据具体含义，采用不同的英文单词翻译。

根据《朗文当代高级英语辞典》，"deficiency"的英文解释为"a lack of something that is necessary"，意为"不足，缺乏"，强调的是量的变化。我们看看这几个常见西医名词："iron-deficiency anemia（缺铁性贫血）""iodine deficiency（碘缺乏）""vitamin deficiency（维生素缺乏）"等。"deficiency"体现的是量的变化。我们可以使用"deficiency"，把"气虚""血虚""阴虚""阳虚"等分别译成"qi deficiency""blood deficiency""yin deficiency"和"yang deficiency"。

在翻译五脏六腑的"虚"的时候，两套译名方案把五脏六腑的"虚"也都译成"deficiency"。请参照表6-2。

表6-2 "虚"字的译法

名词术语	世中联译名	WHO 西太区译名
脾虚	spleen deficiency	spleen deficiency
肺虚	lung deficiency	lung deficiency
肝虚	liver deficiency	liver deficiency
肾虚	kidney deficiency	kidney deficiency
胃虚	stomach deficiency	stomach deficiency
心虚胆怯	heart deficiency with timidity	heart deficiency with timidity

上表中的译名，让英语读者看后会感觉是五脏六腑"缺损不全"。例如，"肝虚"的译名"liver deficiency"，会使人感到"肝缺损不全"，引起歧义。用"deficiency"翻译五脏六腑的"虚"不太合适，应该另找恰当的英语词汇。西医英语里有"asthenia"一词，含义为"abnormally physical weakness or lack of energy"，也就是"虚弱，无力，衰弱"之意。该词也常常被用作后缀使用。其实，五脏六腑的"虚"并非量的变化，而是指生理功能受到影响、不正常，功

能虚弱、衰弱。让我们再看看类似的西医名词"neurasthenia(神经衰弱)""endocrinasthenia(内分泌机能衰弱)""myasthenia gastrica(胃肌无力)"等。可以看出,"asthenia"一词比较符合中医五脏六腑"虚"的含义。以上几个中医名词可依次改译为"spleen asthenia""lung asthenia""liver asthenia""kidney asthenia""stomach asthenia"和"heart asthenia with timidity"。当然,如果是"体虚",则译为"weakness, debility"。

(三)含有"毒"字的中医名词的翻译

中医中有大量带"毒"字的名词术语。在许多情况下,这些名词术语中的"毒"字并非都是"毒物,毒素"之意,而是像"淫"(湿淫)、"邪"(寒邪、火邪、燥邪)"贼"(贼风)等词一样,是中医语言文学化在名词术语中的体现。翻译这些词时,我们要加以分析,区别对待。

如果仅表示致病因素,我们可以借助"pathogenic"(治病的、病原的)一词来翻译。例如,"湿邪""火邪""燥邪""湿淫""贼风"等,我们可以将其分别译成"pathogenic dampness""pathogenic cold""pathogenic fire""pathogenic dryness""pathogenic dampness"和"pathogenic wind"。

在两套译名方案里,许多含有"毒"字的中医名词都译成了英文"toxin"(毒素)。我们下面分组进行讨论。

1. "寒毒""火毒""热毒"等外感六淫等名词中的"毒"字被对译成"toxin"

请参照表6-3。

表6-3 "毒"字的译法

名词术语	世中联译名	WHO 西太区译名
寒毒	cold toxin	cold toxin
火毒	fire toxin	fire toxin
热毒	heat toxin	heat toxin
燥毒	dryness toxin	—
风毒证	wind-toxin syndrome/pattern	wind-toxin pattern/syndrome

以上名词中的"毒"字被对译成"toxin"(毒素)显然不妥。这类名词术语中的"毒"字,是文学语言,表示"致病因素"的意思,并非真正的"毒素",可以依次译成"pathogenic cold""pathogenic fire""pathogenic heat""pathogenic dryness"和"pathogenic wind syndrome/pattern"。

2. 含有"毒"字且具有真正意义上"毒物、毒素"的中医名词的翻译

"解毒"以及没有被两套译名标准化方案收录的"大毒""小毒""无毒"等名

词中的"毒"，属于真正"毒物、毒素"之意。在世中联的译名方案中，"解毒"被译成"removing toxin"是合理的。"大毒""小毒""无毒"可相应译成"severe toxicity""mild toxicity"和"poisonlessness"。

以上是对两套中医译名标准化方案在用词方面的不成熟的剖析，不对之处，希望翻译界同仁批评指正。两套方案在译名用词上既能积极地吸收好的传统译名，又能大胆采用科学的新译名。继承和创新并举是制定科学可行的译名标准化方案的正确思路之一。中医译名标准化是一个极其复杂、涉及方方面面问题的系统工程。译名标准化方案的推广也是涉及多方面工作的又一个系统工程。目前的译名标准化可能还存在着这样那样的瑕疵，特别是用词方面存在的问题等语言问题是译名标准化方案中的硬伤。译名标准化也需要一个不断修订完善的过程。如果不能得到推广，再好的译名标准化方案也是无意义的。我们要尽快修订中医译名标准化方案。在制定好比较完善的译名标准化方案后，如何迅速推广目前的中医译名标准化方案，是我们目前中医翻译界、中医界以及有关部门需要继续研究的课题。

汉英中医翻译练习

一、请将下列中医句子翻译成英语

1. 天门冬味甘、苦，性寒，入肺经、肾经。

2. 外邪犯肺，肺经有热，或肺气虚寒，均可导致鼻塞、多涕、鼻息肉等疾患。

3. 外耳湿疹是指发于外耳道、耳郭及其周围皮肤的湿疹，临床主要表现为外耳局部皮肤潮红、水泡、渗液、糜烂、结痂等多形性皮损。

4. 急性扁桃体炎的病位在咽、肺、胃，本病的发生外因感受风热邪毒，内因肺胃郁热，内外邪毒交结上攻咽喉所致。

5. 传变迅速是指在疾病过程中小儿的病情容易发生转化，变化多端，其主要表现为易虚易实、易寒易热。

6. 社会地位的急剧变化，会给人带来精神和形体的损伤，从而导致早衰。

7. 在现代社会中，精神因素引起的身心疾患越来越普遍，21世纪，精神类疾病将成为人类的多发病和流行病。

8. 人体是一个不可分割的整体，五脏六腑、四肢百骸在生理上相互联系，在病理上相互影响。

9. 流行性腮腺炎是由腮腺炎病毒引起的急性呼吸道传染病，临床上以发热、耳下腮部肿胀、边缘不清为特征。

10. 病毒性心肌炎是由病毒侵犯心脏，心肌发生炎性病变，临床上出现神疲乏力、面色苍白、心悸、气短、肢冷、多汗等症状的疾病。

二、请将下列中医段落翻译成英语

药后施以合理的调护方法，有助于提高临床疗效和加速病体康复。例如服用发汗解表类汤剂，宜趁热服，药后还须温覆避风，使遍身絷絷微似有汗。若无汗或汗出不彻，可加服热粥，或适当添加衣被等，以助取汗。凡发汗只宜遍体微汗，若见患者大汗淋漓、面色苍白、脉微欲绝，即为汗出太过的亡阳虚脱之象，应及时施以回阳固脱之法。又如服攻下逐水类方剂后，若泻下不止，在停药的同时可服冷粥或饮冷开水止之；若服药后患者出现剧烈腹痛、泄泻不止、频繁呕吐、大汗淋漓或心悸气短等反应，表明气随津脱，应及时施以益气固脱之法。由于逐水、峻下方药极易损伤脾胃，故服药后应注意调理脾胃，可给予米汤或清淡素食以养胃护脾。此外，服药后应注意告诫患者慎劳役、戒房事、节愤怒等，这对于患者的康复亦是十分重要的。

第七讲

中医句子的翻译理论与实践研究

汉语句子翻译是汉译英的基本功。一方面，通过汉语句子翻译的练习，可训练译者对汉英句子基本结构和句子成分的灵活把握，句子翻译主要培养译者对句子前后的逻辑关系的理清和准确英语表达，牢固掌握汉英语言之间的差异是句子汉译英的基本知识和技能；另一方面可训练译者根据汉英语言的差异，以及一个汉语句子前后及句子之间的语义层次和逻辑关系，能够游刃有余地切分和整合句子，翻译成地道的英文句子。本讲将分析一些中医汉语句子翻译的实例，这些翻译实例来源于我们自己多年及英语专业本科生及研究生中医翻译作业。全部译例都为中医语料，旨在打牢译者的中医翻译基本功，提高中医翻译水平。

下面，我们从 8 个中医汉译英句子，论述中医句子翻译的理论与实践。

例1 中国古代将人的寿命称为"天年"，意指上天赋予的"寿数"。

译例 The ancient Chinese called human life span "tian nian", which means "the life span endowed by God".

有研究生将"天年"译成"heavenly year""heaven year""heaven span"等，这些都纯属字面对译，译文会让人感到莫名其妙、不解其意；有研究生把"古人"译成"old man"（老男人），更是离谱；有研究生把"上天"对译成"upper sky"；还有研究生把"寿数"译成"longevity"（长寿）。这些理解错误的译文告诉我们，正确理解原文是准确翻译的第一步，不然会闹出笑话。

"寿数"就是"寿命"，即一个人活多大年龄，可以先用音译"寿数"，再用从句解释其义。中国古人信道教，认为"上天"主宰一切。西方人相信基督教，认为"上帝"主宰一切。杨宪宜夫妇采用异化翻译策略，把《红楼梦》中"谋事在人，成事在天"译为"Man proposes, Heaven disposes.",其目的是保留汉语中的文化信息；霍克斯采用归化的翻译策略，把这句译成"Man proposes, God disposes.",其目的是便于外国人理解。我们也采用归化的翻译策略，把"上天"译成"God"，以便于外国人理解。

例2 按照生物学的原理，哺乳动物的寿命是其生长期的 5～7 倍。

译例 According to the biological law, the life span of mammals is 5 to 7 times as long as the period of the growth.

翻译"原理"时，许多人会不假思索地采用"principle"。字典中"principle"用于强调"道德准则、过程规则及个人原则"。而原文句子强调的是遵循自然法则动物学原理。也就是说，"principle"表示人文社科里的"原理"，例如"马克思主义基本原理"等。"principle"可以创造，并非自然存在。自然科学原理（包括生物学原理）是自然存在的，人们可以认识、发现、利用其原理，但不能创造、杜撰。英语中"law"除了表示"法律、法规"外，还有一层常用语意"a statement that describes and explains how nature works"（法则，定理），例句中"原理"用"law"翻译比较恰当。

例3 人的生长期是以最后一颗牙长出来的时间（20～25 岁）来计算，人的寿命应该是 120 岁左右。

译例 The growth period of man is calculated from the time of dentition of the last tooth (at the age of 20 to 25). Accordingly, the life span of man may reach 120 or so.

"人"可翻译为"people"和"human beings"，谓语动词要用复数，用"mankind"和"man"谓语动词要用单数。复数的"men"意为"男人"，单数的"man"才是"人类"之意。许多研究生在这个词上易出错。

该句翻译的技巧是把"最后一颗牙长出来的时间"名词化。许多人翻译时使用了从句"The growth period of man is calculated by the time when the last tooth comes out...", 这样翻译使译句结构复杂化。试分析："The growth period of man is calculated from the time of dentition of the last tooth"。显然，译例句子符合英语多名词的语言特点。另外，"dentition"是医学专业术语，可使译文更专业。原文一句译成英文两句，两句间用表因果关系的关联词"accordingly"连接，可使译文语意连贯，符合英文重形合的要求。

最后，要特别强调不及物动词不能用被动语态。研究生有这样的译文"... when the last tooth is grown", 尽管"grow"有及物动词和不及物动词两种用法，本句只能是不及物动词。否则，译文语意就成了"种牙"。还有研究生把"牙长出来"用"germinate（发芽）"翻译，这里不是让植物发芽，怎么能用"germinate"翻译? 实属用词错误。

例4 心藏神，主血脉，是生命活动的主宰。

译例 The heart stores spirit, controls blood circulation and dominates vital activities.

汉语句子的前半部分是谓语连动句（即两个动词连用），后半句是判断句。该句的翻译技巧是把后半句改成谓语动词。许多学生按照汉语结构把该句译对成"The heart stores spirit, controls blood circulation. It is the dominator of vital activities."试比较，译例句属三个谓语动词的连动句，形成了英语中的 parallel structure（平行结构），符合英文行文习惯。在平时的翻译或者英文写作中，一定要养成自觉习惯，尽量多使用 parallel structure，会对译文或英文写作增色许多。

例 5　心脏患病会影响血脉的运行及神志功能，从而加速衰老。

译例　If the heart suffers from a disease, it will affect blood circulation and mental functions, consequently accelerating ageing.

汉语例句是典型的汉语重意合，只要明白上下文意思，句子中的逻辑关联词可以省略。如果补充上省略成分，句子为"如果心脏患病会影响血脉的运行及神志功能，从而加速衰老。"译文句子加上了汉语句子因意合而省略的关联词"if"，这样译句符合英文重形合的特点。另外，有学生把"血脉"译成"blood and vessel"，这属于理解失误。"血脉的运行"中的"运行"不能译成"running""movement"，"血脉的运行"就是"血液循环"，可译成"blood circulation"。本汉语例句语言正式、严谨，译文采用了主从复合句，分词作状语，译文同样正式，符合原文风格。

例 6　肝藏血，主疏泄，调节情志，帮助消化，又有储藏和调节血量的作用。

译例　The liver stores blood, governs free qi flow, regulates emotions and promotes digestion. Besides, it also stores blood and regulates blood volume.

原汉语句有两层意思，我们把原汉语一句译成了两句。同时，两个译句间加了表示递进关系的关联词"Besides"，使两个句子语义层次分明，语义关联，浑然一体。英语重形合，两个句子之间一般都要有关联词。这一点我们在汉译英时一定要注意。另外，第一句属于三个谓语动词连动，形成了 parallel structure，符合英文习惯。从译文用词的角度来看，"血量"用"blood volume"翻译比较专业，学生翻译成"blood amount""blood quantity"等，属于用词不专业的问题，与原汉语句的学术性强，风格正式不一致。

例 7　肝患病会影响到血液、情志、消化等众多方面的生理功能，故能导致人体衰老。

译例　If the liver suffers from a disease, it will affect various physiological functions of blood, emotions, digestion, etc., accordingly giving rise to ageing of the human body.

译文使用了主从复合句结构"If... will... doing..."，分词作状语，译句风格正式、严谨。另外，使用关联词"accordingly"使句子前后语意连贯，符合英文重形合特征。从用词上讲，"give rise to"意为"导致，引起"，在科技英语中普遍使用。从翻译技巧讲，译文使用了"various + N + of..."，将句中部分举例的定语后置，句子显得平衡，符合英文习惯。从用词的角度来讲，"帮助消化"用"promote digestion"比"help digestion"语义更准确、正式。

例 8　肺主一身之气，肺气虚损或肺气阻塞，全身功能都会受到影响，出现不耐劳作、呼吸及血液循环功能逐渐减退等衰老表现。

译例　The lung dominates qi of the whole body. Deficiency, or obstruction of the lung qi may affect the functions of the general body. In these cases, ageing manifestations will occur such as intolerance to physical labor, gradual functional decline of respiration and blood circulation.

整体上看，汉语前半句讲"得病"，后半句讲"症状"。根据语义层次，原文一句汉语被译成了三句英文。两句译文间加上关联词"in these cases"使译文前后语意连贯，符合英语习惯。

从用词的角度来看，"肺气虚损"可译成"deficiency of the lung qi"，不可字对字译成"deficiency and impairment of the lung qi"。肺气虚损就是肺气虚。另外，"功能减退"中的"减退"用"decline"翻译，比较合理。因为中西医里的"功能减退"含义基本一致，西医文献中用"functional decline"表达"功能减退"。有研究生使用"decrease""fall"等，属于用词不当。汉语句子一般把话说得比较绝对，中医作为自然科学要严谨。遇到汉语句子把话说得绝对，尽管也符合汉语习惯，但缺乏客观性时，我们要学会在译文中"掺水分"，使用模糊语翻译。例如，本汉语例中"……全身功能都会受到影响……"部分，不宜译成"... the functions of the general body can be affected"，译成"... the functions of the general body may be affected"比较妥当。

从翻译技巧上讲，第二句译文"In these cases, ageing manifestations will occur such as intolerance to physical labor, gradual functional decline of respiration and blood circulation."中，巧妙使用了"... will occur such as..."结构，使主语的过长的修饰成分后置于谓语动词，保持句子译文平衡。试比较，我们把译文句子调整到正常语序"In these cases, ageing manifestations such as intolerance to physical labor, gradual functional decline of respiration and blood circulation will occur". 主语的定语过长，后置一般采用的结构为"主语 + 谓语动词 + such as/of/like..."。即使在英语文学语言中，这种主语定语过长后置的例子也很多，我们要善于在中医汉译英中使用这种结构。

本讲通过从 8 个汉语中医句子，分析、探讨了汉语中医句子的翻译理论、翻译技巧、翻译错误等。英语重形合，注重结构、形式，常常借助各种连接手段，比较严谨。汉语注重意合，注重功能、意义，常常不用或少用连接手段，比较简洁。英语多名词，汉语多动词，使得相对于英语来说，汉语语义更为凝练，用字少而表意深。

英语多同义词替换，汉语多同字词重复，使得英语表达富于变化，而汉语表达强调排比和句子的气势。英语多同位语，as 引导同位语可以简化译句为同位语成分。With/of 等介词引导的定语可简化句子结构。主语后的修饰语或附加成分 of，with，such as 等过长可移置谓语动词后，以求句子平衡。

汉语句子翻译是汉译英的基本功，要准确把握汉英句子的基本结构和句子的成分，要厘清句子前后的逻辑关系和对英语的准确表达，要掌握汉英语言的差异，特别是汉语重意合，英语重形合，要厘清句子前后的语义层次和逻辑关系，娴熟地切分和整合句子，提高中医翻译水平，使句子译文符合英语句子结构和行文习惯。

汉英中医翻译练习

一、请将下列中医句子翻译成英语

1. 木香味辛、苦，性温，入肺经、肝经、脾经。

2. 胃中有热，沿足阳明经上犯鼻窍，可导致鼻部火热之证，例如鼻出血、鼻疔肿等。

3. 突发性耳聋是指瞬息间突然发生的重度感音性耳聋，患者能准确提供发病时间、地点及情形，又称特发性突聋、特发性暴聋。

4. 慢性扁桃体炎患者有反复急性发作病史，平时多无明显自觉症状。

5. 寒热是对病变性质的概括；寒热证候是指疾病过程中因病理性质的不同，或因其他性质在一定条件下相互转化而表现出来的临床证候。

6. 气候寒冷的高山地区，居民寿命相对较长；平原或低洼以及南方常年高温的地区，居民寿命相对短些。

7. 当出现不良情绪时，相约二三知心朋友，宣泄心中郁闷，并接受友人的劝解疏导，可以化解或排遣不良情绪。

8. 戒烟时，除了个人决心和毅力外，还要讲究方法。

9. 风疹，系感染风疹病毒后引起的，以发热、咳嗽、全身出现沙样玫瑰色红疹，伴有耳后、颈部及枕后淋巴结肿大为特征的一种急性出疹性传染病。

10. 胃脘痛是以胃脘部疼痛为主要症状，常伴有胀满、泛酸、恶心、呕吐等，多由饮食不节所致。

二、请将下列中医段落翻译成英语

服药期间，不适当的饮食可能会加重病情，或变生他病，或降低方药疗效，或诱发不良反应，因此，注意饮食的宜忌是确保临床用药有效而安全的措施之一。服药时的饮食禁忌主要包括两方面：一是病证对饮食的禁忌，如水肿病宜少食盐，消渴病应忌糖，下利者慎油腻等；二是药物对饮食的禁忌，如服含地黄的方药应忌食萝卜，有土茯苓的方药应忌茶叶，服荆芥时宜忌河豚与无鳞鱼等。中医在服药食忌方面，积累有大量的经验，值得重视并加以研究。

第八讲

中医段落的翻译理论与实践研究

句子是段落的组成单位。除独句段落外，一般段落均由若干句组成。这些句子并非杂乱无章地堆积在一起，而是句子间有着密切的语义层次和逻辑关系。汉语段落翻译是语篇汉译英的基本功，主要训练译者对汉英段落基本结构和句子间关系的灵活把握，使其牢固掌握汉英语言之间的差异，以及句子前后及段落内句子间的语义层次和逻辑关系，学会游刃有余地切分和整合句子，实现中医段落的地道翻译。

本讲从段落汉译英实例讲解，在段落翻译中讲句子翻译，在句子翻译中分析段落翻译，以培养译者厘清段落内句子间的逻辑关系，理顺语义层次，实现对整体段落"句群"语义的准确表达。此外，本讲还分析了中医段落翻译中的语态问题，译例全部来自我们多年的中医翻译语料以及英语专业本科生和研究生中医翻译作业中出现的问题。这些译例很有实践性和针对性，通过对译例的讲解，打牢译者的中医翻译基本功，提高其中医翻译水平。

一、中医段落翻译的理论与实践

下面，我们以四段汉英翻译来具体论述中医段落翻译的理论与实践。

例1 孙思邈："养性摄生。"

唐代大医学家、养生家孙思邈，有巨著《千金方》存世，另著有《摄养枕中方》等养生专著。其养生术采用综合调理的办法，诸如食疗调养、房中补益（性生活对健康有促进作用）、调神动形、推拿按摩等，内容丰富。这些养生方法的使用，建立在"养性"（调摄情志、未病先防）学说的基础上。孙思邈寿至101岁。

译例 Sun Simiao："Cultivate nature to preserve health."

Sun Simiao, a great expert on medicine and health preservation, wrote a great book *Qian Jin Fang*, or *Valuable Prescriptions*, which has been handed down from generation to generation. Besides, he wrote treatises on health preservation such as

Shesheng Zhenzhong Fang, or *Handy Prescriptions for Health Preservation*. The comprehensive regulation methods were adopted in his health preservation techniques such as dietary therapy for health preservation, promotion of health with sexual life (Moderate sexual activities promote health), regulation of the mind and physical activities and massage. The content is very rich. The application of these health preservation methods is based on the theory of "cultivation of disposition" (Regulate emotions, take prevention before the onset of a disease.). Sun Simiao died at 101.

文章标题，包括段落小标题的翻译格式有两种：句子式和动名词式。本讲四个翻译段落都采用句子形式。该段标题的动名词形式为 Sun Simiao: "Cultivating nature to preserve health"。注意，"养性"和"摄生"是偏正关系，并非并列关系。"养性"的目的是"摄生"。因此，"养性摄生"不能译成"Cultivate nature and preserve health."另外，有学生把"养性"译成"cultivate sex"，这属于理解有误。"养性"是"摄养性情"之意。

从翻译技巧来看，第一句汉语"唐代大医学家、养生家孙思邈，有巨著《千金方》存世，另著有《摄养枕中方》等养生专著"的译文使用了同位语，简化译文，使译句变为一个名词结构。否则，就要译成两句："Sun Simiao was a great expert on medicine and health preservation. He wrote a great book *Qian Jin Fang*, or *Valuable Prescriptions*, which has been handed down from generation to generation."相比汉语而言，英语中同位语的使用频率要高得多。当进行汉译英时，能使用同位语就多使用同位语，以简化译文。

第二句汉语"其养生术采用综合调理的办法，诸如食疗调养、房中补益（性生活对健康的促进作用）、调神动形、推拿按摩等，内容丰富"中"诸如"后的部分举例，英译文用 such as（不能与 so on，like，etc. 等连用）连接而后置，以突出重点，使句子平衡。

The comprehensive regulation methods were adopted in his health preservation techniques such as dietary therapy for health preservation, promotion of health with sexual life(Moderate sexual activities promote health), regulation of the mind and physical activities and massage. The content is very rich.

另外，用于部分举例的"such as"后要跟名称，而原文"诸如"后跟的"食疗调养、房中补益、调神动形、推拿按摩"等要译成名词结构"such as dietary therapy for health preservation, promotion of health with sexual life..., regulation of the mind and physical activities and massage."等。这样的译文才符合"汉语多动词、英语多名词"的语言特征。

此外，该部分译文的翻译技巧就是部分举例后置在谓语动词后，使句子保持平衡。试比较，把译文恢复到正常语序："The comprehensive regulation methods such as dietary therapy for health preservation, promotion of health with sexual life(Moderate sexual activities promote health.), regulation of the mind and physical activities and massage were adopted in his health preservation techniques. "主语后修饰语太长，句子头重脚轻，不平衡。

有翻译专业的硕士研究生将"房中补益"译成"house benefit""house nourishing""bed exercises""house technique""tonification of sexual life""sexual supplement""sexual tonic""nourishment in the room"等，可以说五花八门，这些译法都存在理解或表达方面的问题。

第二句汉语原文一句，译成英文成为两句。第二句译文"The content is very rich. "为总结句，使两句译文浑然一体，语意连贯。此外，括号里的句子"性生活对健康有促进作用"中，"性生活"被译成了"Moderate sexual activities"，译文中加译了一个词"moderate"，译出了句子隐含的"适度性生活"的意思。当进行汉译英时，经常会遇到隐含意义的语句，我们要译出其隐含意义。这也是汉译英的一个基本功。

我们主张把"推拿"译成"massage"，有些人主张把"推拿"译成拼音"tuina"。其实，语言含义演变有历史性。在特定的历史阶段，一个日常用语可能会被加上特定的意义。但过了这个特定阶段，其特定的意义就会自然消失。

例2 李东垣："调理脾胃。"

金元四大家中的"补土派"李东垣，亦强调维护脾胃功能是延年益寿的重要原则：一是调节饮食护养脾胃；二是调摄情志保护脾胃；三是防病治病顾护脾胃。该理论为养生学(尤其是老年养生学)奠定了基础。李东垣的年寿至71岁。

译例 Li Dongyuan："Regulate the spleen and stomach. "

Li Dongyuan was the founder of the School of Nourishing Spleen of the Four Schools of Medical Thoughts in the Jin and Yuan Dynasties. He also emphasized that the protection of splenogastric functions is the important principle for prolonging life. This means firstly regulation of diet protects and nourishes the spleen and stomach; secondly emotional regulation protects the spleen and stomach; thirdly in preventing and treating diseases, protection of the spleen and stomach should be taken into consideration. This theory has laid a foundation for health preservation, especially senile health preservation. Li Dongyuan passed away at the age of 71.

译文前两句没有采用同位语译成一句。试比较："Li Dongyuan, founder of

the School of Nourishing Earth（Spleen）of the four medical schools in the Jin and Yuan Dynasties, also emphasized that the protection of splenogastric functions is the important principle for prolonging life. "可以看出，使用同位语，句子主语太长，谓语动词太短，头重脚轻，整个句子主次不清。"……派""……家"意为"……思想流派"，英文用"school"翻译。例如，"长安医派"就是"Chang'an School of Medical Thoughts"。

对于"补土派"这样的五行词翻译，我们建议译出其医学所指。根据五行学说，脾属土，肺属金，脾胃同属中焦。我们不主张把"补土派"译成"School of Nourishing Earth"，而主张译成"School of Nourishing the Spleen"。此外，音译中国朝代名前要加定冠词，音译拼音首字母要大写，如金元为 the Jin and Yuan Dynasties，清朝为 the Qing Dynasty 等。

本段汉语共三句，译文共五句。特别是第一句汉语较长，译文句子组织起来富有挑战性。我们使用了"This means firstly... secondly... thirdly"结构，巧妙地将结构复杂的几个分句有机地结合在一起，使译文成为一个有机整体。翻译时，要根据汉英语言的差异，句子前后及句子间的语义层次、逻辑关系等。这是汉英翻译的基本知识和基本功，要做到游刃有余。

例3 朱丹溪："养护阴气。"

朱丹溪对人体的健康状态有一个著名的理论——"阳常有余，阴常不足"。他在养生上特别强调保护阴精，尤其对性生活伤损阴气的现象一再告诫。具体的措施为：强调顺四时以调养神气，饮食清淡以免升火助湿，节欲保精以熄灭欲念。朱丹溪寿至77岁。

译例 Zhu Danxi："Nourish and protect yin. "

Zhu Danxi put forth a well-known theory concerning the human health — "Yang is usually in excess while yin is constantly insufficient in the human body. " He especially emphasized the importance of protecting essence. Particularly, he warned people time and again of the impairment of yin due to excessive sexual life. The specific measures for protecting yin include conforming to seasonal variations to regulate and nourish the mind and qi, eating bland diet to avoid raising fire and promoting dampness, abstinence from sexual desires for conservation of essence to extinguish renal fire and eliminate lust. Zhu Danxi died at the age of 77.

将"阴精"译成"yin essence"，有些不妥。"阴精"中的"阴"是"精"的阴阳归属。中医学认为，物质属阴，功能属阳。因此，"阴精"应译成"renal essence"，中医学里一般意义上的"精"指"肾精"。

"阳常有余，阴常不足"的译文为"Yang is usually in excess while yin is

constantly insufficient in the human body. "这展示了连词"while"的用法：并列中有转折。"while"的这个用法在汉译英中很普遍，也印证了汉语重意合、英语重形合的区别。有研究生没有正确理解"阳常有余，阴常不足"之意，将其译成"regular yang is... regular yin is..."结构，显然不对。也有研究生把"伤损阴气"译成"damaging yin qi"，这属于理解和用词问题。此处的"阴气"就是"阴"。"伤损"阴气的"伤损"是非实质性伤害，非有形伤害，不能用"damage"，用"consume"比较恰当。"饮食清淡"可以译成"bland/light diet"；相反，"饮食油腻"可译成"heavy diet"。"升火助湿"可译成"raising fire and promoting dampness"。有研究生把"升火"译成"rising fire"，这是不妥的，因为"rise"是不及物动词，不能直接跟宾语。类似的例子还有"朱丹溪寿至77岁"被译成"Zhu Danxi was died at the age of 77."。"die"属于不及物动词，不能直接跟宾语，不能用作被动语态。

最后，英汉语言的一大差异是汉语多同字词重复，英语多同义词替换。例如，本部分四个汉语段落最后一句都为"……寿至……"，这属于典型的汉语重同字词重复的特征。这四句对应的译文分别用了同义英语"... died at..., ... passed away at..., ... lived to be..."等，体现了英语重同义词替换的特征。

例4　李时珍："耐劳增年。"

明代李时珍不仅以《本草纲目》而著名，而且对养生术的综合运用甚有心得。《本草纲目》论述药饵和食养的内容极其丰富，收集了许多食疗方法。李时珍主张老年人应培补元气、调理脾胃，用温补之剂延年益寿。他自己身体力行的健身术为"耐劳增年"，不辞辛苦，跋山涉水，一方面寻找医药资料，一方面也强健了体格。李时珍寿至75岁。

译例　Li Shizhen："Stand hard work to extend life. "

Li Shizhen of the Ming Dynasty is not only famous for *Bencao Gangmu*, or *Compendium of Materia Medica*, but also had a good command of the comprehensive application of health preservation techniques. He had very rich discussions concerning health preservation with drugs and diets, collected many dietary therapeutic methods. Li Shizen advocated that senior citizens should reinforce and tonify primordial qi, regulate the spleen and stomach, use prescriptions with warming and tonic actions to prolong life. He himself earnestly practiced his advocation of "standing hard work to prolong life. " On the one hand, he made nothing of hardships, traveled across mountains and rivers to seek for medicinal materials. On the other hand, he also strengthened his constitution this way. Li Shizhen lived to be 75.

第一句"明代李时珍不仅以《本草纲目》而著名，而且对养生术的综合运用甚有心得。《本草纲目》论述药饵和食养的内容极其丰富，收集了许多食疗方法"中，前半句"以……而著名"，许多人把"be renowned for"和"be renowned as"的用法搞混淆了。"be renowned for"是"以……出名"，后跟出名的原因；"be renowned as"意为"作为……而出名"，后跟出名者。例如，"李时珍以《本草纲目》而有名"，译成英文"Li Shizhen was renowned for Ben Cao Gang Mu, or Compendium of Materia Medica"。而"李时珍是以一位伟大的医学家而有名"的译文为"Li Shizhen is renowned as a great medical scientist."另外，注意第一句译文前后两部分的时态，前半句为一般现在时，谓语动词是"is"；后半句译文为一般过去时，谓语动词是"had"。许多研究生翻译时犯了时态错误。李时珍因《本草纲目》有名是常态，应用一般现在时；李时珍综合运用甚有心得的状态在生前，应用一般过去时。

研究生在翻译该段汉语时，出现了多次理解错误，例如，"药饵"被译成"drug bait""medicine bait"等。这里不是讲"钓鱼"，怎么能用"bait（鱼饵）"翻译？所谓的"药饵"就是"药物"。"耐劳增年"被译成"hard by years""growth by endurance""age confrontation"等。这些译文从语义和结构上都不对。"耐劳增年"就是"经受劳动增年益寿"。"老年人"一般译成敬语"senior citizens"，或者"seniors"，一般不译成"old people"。

本段主要的翻译技巧为使用 with 等介词短语简化译句为介词短语。例如，"health preservation with drugs and diets""prescriptions with warming and tonic actions"等。否则，介词短语部分就要译成句子。本段第三句汉语一句，译成英文四句，其技巧是使用了"he""on the one hand""on the other hand"等关联词，使译文句子间语义层次和逻辑关系清楚，语意连贯。

以上是对汉译英四个中医段落进行的翻译理论应用、翻译技巧探讨以及译误分析。汉语段落翻译是语篇汉译英的基本功，要熟知汉英段落基本结构和句子间逻辑关系，理顺段落内句子之间的逻辑关系，厘清句子间的语义层次，做到对段落整体语义的准确翻译，熟练掌握汉英语言之间的差异，根据汉英语言的差异、段落内句子间的语义层次和逻辑关系，恰如其分地切分和整合句子，使中医段落译文符合英文的段落结构、行文习惯和语言特征。

二、中医段落翻译中的语态问题

中医翻译属于科技翻译。在许多人眼里，科技英语就意味着"被动语态"。近年来，虽有人对此提出不同看法，但科技翻译中的主流仍是被动语态。我们翻译《中医养生康复学》时，在译文中灵活地使用主动语态和被动语态。书的前半部分主要讲理论，被动语态较多；书的后半部分主要讲临床应用实例，主动语态较多。从书中译例可以看出，在中医翻译中，主动语态常常比被动语态更简明。例如，书中第 332 页有如下段落。

原文：若并发雀目者，取承泣、四白、巨髎、三阴交、足三里、内庭，留针 10 分钟，隔日 1 次。并发痈疽者，则取曲池、尺泽、三阴交、足三里等穴，留针 15 分钟左右，隔日 1 次。

译文："In the case of concurrent night blindness, select Chengqi(ST 1), Sibai(ST 2), Juliao(ST 3), Sanyinjiao(SP 6), Zusanli(ST 36) and Neiting(ST 44). Retain the needle for ten minutes. Apply the method once every other day. In the case of concurrent boils, select Quchi(LI 11), Chize(LU 5), Sanyinjiao(SP 6) and Zusanli(ST 36). Retain the needle for 15 minutes or so. Apply the method once every other day. "

译文使用主动语态，共计 55 个单词。

试将上段译文转换成被动语态。

"In the case of concurrent night blindness, Chengqi(ST 1), Sibai(ST 2), Juliao(ST 3), Sanyinjiao(SP 6), Zusanli(ST 36) and Neiting(ST 44) are selected. The needle is retained for ten minutes. The method is applied once every other day. In the case of concurrent boils, Quchi(LI 11), Chize(LU 5), Sanyinjiao(SP 6) and Zusanli(ST 36) are selected. The needle is retained for 15 minutes or so. The method is applied once every other day. "

译文使用被动语态，共计 69 个单词。

再看书中第 341 页的一段：

原文：取曲池、合谷、血海、足三里、风池、三阴交、阴陵泉、风府，每次 2～4 穴，实证用泻法，虚症用补法，留针 10～20 分钟，每日 1 次，10 次为 1 个疗程。

译文："Select Quchi(LI 11), Hegu(LI 4), Xuehai(SP 10), Zusanli(ST 36), Fengchi(GB 20), Sanyinjiao(SP 6), Yinlingquan(SP 9) and Fengfu(GV 16). Puncture two to four acupoints each time. In the case of sthenia syndrome, use the reducing manipulation; in the case of asthenia syndrome, use the reinforcing manipulation. Retain the needle for ten to twenty minutes. Puncture the acupoints once a day. Ten times constitute one course of treatment. "

译文使用主动语态，估计 68 个单词。

试将上段译文转换成被动语态。

"Quchi(LI 11), Hegu(LI 4), Xuehai(SP 10), Zusanli(ST 36), Fengchi

（GB 20 ），Sanyinjiao（SP 6），Yinlingquan（SP 9）and Fengfu（GV 16） are selected. Two to four acupoints are punctured each time. In the case of sthenia syndrome，the reducing manipulation is used；in the case of asthenia syndrome，the reinforcing manipulation is used. The needle is retained for ten to twenty minutes. The acupoints are punctured once a day. One course of treatment is constituted by ten times. "

译文使用被动语态，共计76个单词。

分别比较上面两段文字及其各自译文，可以看出使用被动语态的段落反而字数多，主语太长，头重脚轻，译文反倒拗口不流畅。相反，使用主动语态的段落译文自然、流畅、生动。我们用实例证明了科技英语中并非"被动语态"一统天下。在许多情况下，主动语态比被动语态更简洁，更有生命力。同时，这种译文处理也符合英文"process writing"文体的写作要求，即使用祈使句和第二人称代词主语（常常省略）。

正因为我们在翻译《中医养生康复学》时将主动语态与被动语态有机地结合起来，积极使用主动语态，译文通顺流畅，无翻译腔。

本讲主要讲解中医段落汉译英实例，旨在培养译者对段落内句子间的逻辑关系的理顺能力，语义层次的把握能力，用英文整体段落"句群"准确表达原汉语段落句群。同时，在中医段落和语篇翻译中，我们要转变习惯使用被动语态的观念，将主动语态与被动语态有机地结合起来，积极、大胆地使用主动语态，使译文更加流畅，更符合英语习惯。

汉英中医翻译练习

一、请将下列中医句子翻译成英语

1. 五味子味酸，性温，入肺经、肾经。

2. 脾有升清降浊的生理功能，此功能失调，可能出现鼻出血、鼻涕多、鼻息肉。

3. 梅尼埃病为膜迷路积水所导致的以发作性眩晕、波动性耳聋及耳鸣为主要症状的疾病。

4. 慢性扁桃体炎为肺和肾等脏腑虚损、虚火上炎所致。

5. 诊断是通过各种检查手段获得疾病信息，以辨别证候和病症的方法。

6. 中国是世界上人均寿命较长的国家，研究长寿的理论和方法已有两千多年的历史。

7. 古代"杯弓蛇影"的成语故事是一个典型的暗示实例，中国古代的祝由术也包含着暗示疗法的成分。

8. 偏食，是指过于嗜好某种食物或调味品，超过了机体的承受力，结果给机体带来损伤。

9. 新生儿黄疸以婴儿出生后全身皮肤、黏膜、巩膜发黄为特征，因与胎禀因素有关，故称"新生儿黄疸"，包括新生儿血清胆红素增高等一系列疾病。

10. 肾为先天之本，主骨生髓；脾为后天之本，为气血生化之源，主肌肉四肢。

二、请将下列方剂中的"证治解析""方义解析"和"加减变化"三部分段落翻译成英语

升麻葛根汤《阎氏小儿方论》

组成　升麻(10 g)　葛根(10 g)　芍药(6 g)　甘草(炙，3 g)

用法　水煎服。

功用　解肌透疹。

主治　麻疹初起，热邪郁闭证，其表现为疹出不畅、身热头痛、咳嗽、目赤流泪、口渴、舌红、脉数。

证治解析　本方为治麻疹初起的常用方。麻疹多由肺胃热盛外发于肌表所致。若外邪郁表，则身热恶风，头痛肢疼，脉浮数；若肺气失宣，则咳嗽；若毒热内郁，则疹发不畅；若风热邪毒上攻，则目赤流泪；若热灼津伤，则口渴，舌红苔干。治以解肌透疹，外透为顺。

方义解析　方中用辛甘微寒、发表清热、升散透疹的升麻为君药。辛甘性凉的葛根，助升麻解肌发表，生津除热，为臣药。赤芍清热凉血，兼能活血散瘀，为佐药。炙甘草调和诸药，为使药。四药配伍，既可解肌清热，又可透疹解毒。

临床运用

1. **辨证要点**：临床应用以疹出不畅、舌红、脉数为辨证要点。

2. **加减变化**：若热毒不甚者，去芍药，防其凉血敛阴有碍透疹；若热盛口渴心烦者，可加竹叶、芦根以生津清热除烦。

3. **现代应用**：用于治疗麻疹初起时疹发不透、儿科出疹性疾病，也可用于治疗单纯疱疹、水痘等疾病。

4. **注意事项**：若疹出已透，或疹毒内陷而见气急喘咳者，不宜使用。

第九讲

英汉语言的差异在中医翻译中的应用研究

英汉语言在行文时有许多差异，我们在翻译时必须重视这些差异。英语重形合，汉语重意合；英语多名词，汉语多动词；英语多同义词替换，汉语多同字词重复。这三大差异在中医翻译时显得尤为突出。本讲将从这三方面探讨英汉语言的差异在中医翻译中的应用。

一、英语重形合，汉语重意合

在进行英译汉时，会用到大量的意合句；在进行汉译英时，则会用到大量的形合句，这充分反映了英汉两种语言的特点。形合（hypotaxis）与意合（parataxis）是语言学涉及句法的两个基本概念。简言之，所谓的英语重形合主要有两点含义：一是英语句与句（含联合关系或偏正关系）之间的种种逻辑是以使用连接词加以"明示"的句法，而汉语则将这种关系"隐含"于上下文之中；二是英语句子一般主语不能省略，而汉语句子只要上下文语义明确，主语常常可以省略。下面我们就从这两方面加以论述。

1. 英语以连接词明示句子之间，或一个句子前后部分的逻辑关系，而汉语则将这种关系"隐含"于上下文之中

例1 （当）风寒入侵（身体时），（患者）本应恶寒发热而无汗，（但）今（患者）反汗出，《伤寒论》称其为"营卫不和"。

译例 （When）wind and cold invade（the body），（the patient）is supposed to suffer from aversion to cold，fever without sweating.（However），（the patient）sweats in this case. This is called "disharmony of nutrient qi and defense qi" in *Shang Han Lun*.

本句汉语为复合句，前后的逻辑关系为转折。第一个分句的前半部分又是一个时间状语从句。然而，汉语句子没有表示这些前后关系的连接词。在将其翻译成英文时，要加上省略的这些词(句子中括号内为作者加上去的省略词，下同)。

例2　（因为）小儿脏腑较嫩，气血（仍然）未充，（所以）患病后易寒易热，易虚易实。

译例　（Because）the infants' zang-fu organs are delicate and their qi and blood are（still）insufficient，they are susceptible to either cold or heat, either deficiency or excess after they suffer from diseases.

这个句子为因果关系的主从复合句，而汉语中没有出现表示这种关系的连接词。在将其译成英文时，要加上连接词 Because。

例3　（当）阴消（时）阳长，（当）阳消（时）阴长。

译例　（When）yin wanes, yang will wax，（while when）yang wanes, yin will wax.

本句是中医基础理论中常见的句子。其前后的逻辑关系为并列关系，而前后两个分句又是隐去连接词的主从复合句。因此，将其翻译成英文时就要加上表示这些关系的连接词"when"和"while"，这样译文才符合英语重形合的语言习惯。

2. 汉语句子只要上下文语义明确，常常可以省略主语，而英语一般则不能

例4　唐代大医学家、养生家孙思邈，有巨著《千金方》存世，（他）另著有《摄养枕中方》等养生专著。

译例　Sun Simiao, great expert on medicine and health cultivation in the Tang Dynasty, wrote a great work *Qian Jin Fang*, or *Valuable Prescriptions*, which has been handed down. Besides，（he）wrote treatises on health cultivation such as *Shesheng Zhenzhong Fang*, or *Handy Prescriptions for Health Cultivation*.

本句汉语尽管省略后半部分句子的主语"他"，整个句子的意思仍然很明白。这就是典型的汉语重意合。英语重形合，主语一般不能省略。因此，译成英文时，要加上主语"he"才符合英语的行文习惯。

例5　朱丹溪对人体的健康状态有一个著名的理论——"阳常有余，阴常不足。"（他）在养生上特别强调保护阴精，尤其对性生活伤损阴气的现象一再告诫。

译例　Zhu Danxi put forth a well-known theory concerning the human health——"Yang is usually in excess while yin is constantly insufficient in the human body."（He）especially emphasized the importance of protecting renal essence. Particularly, he warned people time and again of the impairment of yin due to excessive sexual life.

当本例第二个句子隐去主语时，语义仍然很清楚。这就是汉语的特点和习惯。因为英语重形合，所以我们不能省略句子的主语，要加上"He"。

例6 肝藏血，主疏泄，调节情志，帮助消化，（它）又有储藏和调节血量的作用。

译例 The liver stores blood, governs smoothing and regulating the flow of qi and blood, regulates emotions, promotes digestion. (It) also stores and regulates blood volume.

该例句汉语为一个句子，当将其译成英文时，根据其前后的逻辑关系和语义，要译成两个句子。汉语重意合，省略了后半句的主语。根据英语的重形合的特点，翻译时要加上第二个句子的主语"It"，这样处理就符合英文的行文要求。

二、汉语多动词，英语多名词

例7 其养生术采用综合调理的办法，诸如食疗调养、房中补益（性生活对健康的促进作用）、调神动形、推拿按摩等。

译例 The comprehensive regulation methods are adopted in his health cultivation techniques such as dietary therapy for health cultivation, promotion of health with sexual life(promotion of health with moderate sexual life), regulation of the mind and physical activities, massage, etc.

该汉语例句中有 8 个动词，译成英文时只用了 1 个实意动词"adopted"，其余动词都巧妙地转换为名词，完全符合汉语多动词及英语多名词的特点。

例8 八段锦是由八种不同动作组成的运动，故名"八段"。因为这种健身运动可以强身益寿，祛病除疾，其效果甚佳，有如展示给人们一幅绚丽多彩的锦缎，故称为"锦"。由于八段锦不受场地、环境的限制，随时随地可做，术式简单，易记易学，运动量适中，老少皆宜，既可用于强身保健，又可用于多种慢性病的康复，故一直流传至今，仍是广大群众所喜爱的健身方法。

译例 Eight-section brocade consists of eight different movements, hence the name "eight-section". This gymnastic activity is good for promotion of health, prolongation of life and elimination of diseases. Its effect is very excellent, just as if a piece of bright and colorful brocade presents itself before people's eyes, hence the name "brocade". Practicing eight-section brocade is not limited by the surroundings and places. Thus, it can be performed at any time and in any place. Besides, the postures are easy for memorization and learning, with a moderate amount of exercise. The exercise is suitable for both the old and the young. It is not only used for promotion of health, but also for the rehabilitation of many chronic diseases. Accordingly, eight-section brocade has been handed down from ancient times to the present and still has been the popular keep-fit method among the vast number of the Chinese masses.

可以看出，在该汉语例句中有 19 个动词。在英语译文中，只用了 8 个实意动词，其余动词技巧性地转换为名词，完全符合汉语多动词及英语多名词的特征。

三、汉语多同字词重复，英语多同义词替换

英汉语言的第三个不同之处是汉语多同字词重复，英语多同义词替换。例如，"你问我爱你有多深/ 我爱你有几分/ 我的情也真/ 我的爱也真……"在这首歌词中，"爱"字多次重复出现，我们不觉得累赘，反而感到表达有力。因为这是汉语的行文特点，可以同样的字词多次重复。而在英语中出现这种情况时，要用多个同义词替换，不会让同一个词语多次出现。请看下面的英文段落：

Being fat is not quite as bad as it seems. Cute overweight girls have more to admire when they look into mirrors. When they find a nice dress, there is more of it to look nice in. In addition, it is economical to be corpulent; because it costs the same for a size 18 as it does for a size 10, fat girls certainly get more for their money. Furthermore, a pleasingly plump lassie never has to be afraid of being called Twiggy. Besides, in the case of a great famine as the result of the expanding population, tubby girls will live longer than thinner members of their sex. Therefore, do not count your calories, girls! Let it all hang out!

这是一段叙述肥胖女孩并非那么可怕，相反还有许多优点的文字。文中在描述"肥胖"一词时，英文中用了 5 个"肥胖"的同义词：fat, overweight (heavy and fat), corpulent(very fat), plump(fat in a pleasant way)和 tubby(short and slightly fat)。这 5 个"肥胖"的英语同义词，交替使用，充分体现了英文行文的同义词替换的特点。

例 9　由于平时注重养生，许多医家都有较长的寿命。孙思邈寿至 101 岁，李东垣寿至 71 岁，李时珍寿至 75 岁。

译例　Because attaching great importance to health preservation at usual times, many medical men had longer life. Sun Simiao lived to be 101; Li Dongyuan died at 71; Li Shizhen passed away at the age of 75.

汉语例句中使用了 3 个"寿至"的排比句式，符合汉语重同字词重复的行文特点，表达有力、有气势，乃汉语之长处。当将其译成英文时，使用了"寿至"的 3 个英文同义词"lived to be""died at"和"passed away at the age of"，符合

英文多同义词替换的行文特点。

例 10 风寒外束肌表，则恶寒发热，无汗，头痛项强；湿邪郁滞经络，气血运行不畅，则肢体酸楚疼痛；里有内热则口苦微渴。

译例 When pathogenic wind and cold confine the skin surface, they will cause aversion to cold, fever, anhidrosis, headache and stiff nape. When pathogenic dampness stagnates meridians and collaterals, qi and blood will not circulate smoothly, resulting in aching pain of limbs and body. Interior heat leads to bitter taste and slight thirst.

在汉语例句中，使用了 3 个"则"引导的状语，形成了排比句式，表达铿锵有力，充分体现了汉语同字词重复的特点和魅力。当将其译成英文时，使用了 3 个"则"的英文同义词"cause""resulting in"和"leads to"，这也是为了使译文符合英文的特征而为之。

总之，英语重形合，注重结构、形式，常常借助各种连接手段，故比较严谨；汉语注重意合，注重功能、意义，常常不用或少用连接手段，比较简洁。英语多名词，汉语多动词，使得相对于英语来说，汉语语义更为凝练，用字少而表意深。英语多同义词替换，汉语多同字词重复，使得英语表达富于变化，而汉语表达强调排比和句子的气势。因此，我们在把中医译成英文时，一定要把握两种语言之间的这些差异，使译文符合英文的习惯，译出地道的中医译文，才能更有力地传播中医文化。

汉英中医翻译练习

一、请将下列中医句子翻译成英语

1. 升麻味甘、辛、微苦，性凉，入肺经、脾经、肾经。

2. 中医认为脑中受热，会导致鼻涕黄浊、量多。

3. 根据鼻前庭的临床表现，鼻前庭湿疹属于中医的"鼻疮"范畴，其病因病机为风热之邪外犯，肺经郁热上蒸，邪热熏蒸鼻内，以致皮肤受损疮肿。

4. 鼻前庭炎的病因为鼻前庭受到鼻腔分泌物或有害粉尘刺激，或挖鼻引起皮肤破损，因而导致细菌感染。

5. 常见的慢性扁桃体炎证型有肺阴不足、肾阴虚损等，治疗分别以养阴清肺、生津润燥、滋阴降火及清利咽喉为主。

6. 儿科望诊包括望神、望形态、审苗窍、辨斑疹、察二便、看指纹等。

7. 在中医的理论体系中，顺应自然是整体观念的重要内容，无论是养生保健，还是疾病的康复，所有的方法和机能，都体现着与自然相适应的特点。

8. 根据色彩对人体神志的影响，选定一定的色彩，通过眼睛直接作用于精神情志，即所谓的悦目爽神，还可以通过色调、色温等调节精神。

9. 过劳包括三方面的内容：一是形体过劳，二是心神过劳，三是性生活过劳。

10. 咽异感症是因气机不利而致，以咽喉异物如物梗阻、咯之不出、咽之不下、时发时止为特征的咽喉疾病。

二、请将下列中医段落翻译成英语

立春，是二十四节气中的第一个节气，在我国民间被认为是春季开始的日子。从立春开始，历经雨水、惊蛰、清明、谷雨至立夏前一天为春季。春三月是生发的季节，天气由寒转暖，冰雪消融，阳气升发，自然界各种生物萌生发育，弃故从新，天地生机盎然，一派欣欣向荣的景象。此时人体的阳气也顺应自然，向上向外疏发，所以在春季进行的养生保健和医疗康复都应适应春季这种"生发"的特性。

第十讲

中医方剂的翻译技巧研究

本讲将从大量的翻译实践出发，探讨中医方剂翻译的技巧，说明使用"When (If)… will…, doing"结构和"as""with"等介词翻译方剂中的"证治解析"和"方义解析"两部分，同时也探讨了应用"in case of…, add/remove… to…"等结构翻译方剂"加减变化"部分，可以简化这三部分结构复杂的汉语句子的译文并使其符合英文习惯。最后，本讲将给出方剂药名后加注药特殊煎熬方法用语的翻译，供大家参考。

一般的方剂结构分为方名、方源、组成、用法、功用、主治、加减（变化）、方解、注意事项等部分。除了方解，其余部分都为固定的翻译模式，比较好译，只有方解部分翻译难度较大。近年来出版的方剂教材中，一般将传统方剂书中的方解部分分解成"证治解析"和"方义解析"两部分。根据多年来翻译方剂的实践，我们积累了一些翻译技巧。把这些技巧灵活应用在"证治解析""方义解析"和"加减变化"三部分的翻译中，会感觉到其实这三部分也并非那么难译。

下面，我们以辛温解表剂中的代表方"桂枝汤"为例①，说明如何应用一些技巧来翻译这三部分内容。

一、《桂枝汤》中"证治解析"部分的翻译技巧

原文："本方为治外感风寒表虚证的代表方。风寒入侵，本应恶寒发热而无汗，今反汗出，《伤寒论》称其为"营卫不和"，即风寒在表，卫气与其抗争则发热；且风为阳邪，其性开泄，腠理不固，营阴外泄，故汗出恶风，脉浮缓或浮弱；风邪上扰清阳则头痛；邪犯肌表，则肺气不利，胃失和降，故鼻鸣干呕。治当解肌发表，调和营卫。"

这部分文字主要从中医基础理论中的病因病机出发分析临床症状。其语

---

① 陈德兴. 方剂学[M]. 2版. 北京：人民卫生出版社，2007：22。

言高度凝练，含义非常丰富，语义层次多，不易翻译。但我们只要使用"When（If）… will…，doing"句子结构和"as""with"等词，就可以使这部分结构复杂的句子简单化。

试看：

（1）即风寒在表，卫气与其抗争则发热。

Namely，<u>when</u> wind and cold are in the exterior，defense qi <u>will</u> struggle with them，<u>causing</u> fever.

本句翻译使用了"When（If）… will…，doing"，使得译文结构严谨，文体正式，语义层次分明，语义准确。

（2）且风为阳邪，其性开泄，腠理不固，营阴外泄，故汗出恶风，脉浮缓或浮弱。

<u>When wind as the yang pathogenic factor with the opening and releasing nature</u> causes the unconsolidated striae，nutrient qi <u>will</u> be released outside，<u>giving</u> rise to sweating，aversion to wind，floating and tardy or floating and weak pulse.

翻译这句时，我们使用了"When（If）… will…，doing"，使得句子主干清楚；使用了 as 引导的同位语"the yang pathogenic factor"简化句子为短语；使用了 with 引导的定语"the opening and releasing nature"修饰了其前面成分，也简化句子为介词短语。"When（If）… will…，doing"结构和两个词"as""with"的使用使得译句主干清晰、脉络丰满。

（3）风邪上扰清阳则头痛。

<u>When</u> pathogenic wind rises，it <u>will</u> disturb lucid yang，<u>resulting</u> in headache.

（4）邪犯肌表，则肺气不利，胃失和降，故鼻鸣干呕。

<u>When</u> pathogenic factors attack the body surface，the lung qi <u>will</u> be obstructive，and the stomach will lose its descending function，<u>causing</u> respiratory hoarseness and retching.

翻译该句时同样使用了"When（If）… will…，doing"结构，使得译文句子脉络清晰、主次明确，充分地再现了原文语义。

这 4 个句子是这一部分最长、最难翻译的句子。翻译时，我们都使用了主从复合句后跟现在分词做状语的"When… will… doing"结构，巧妙地处理了含义丰富、语义层次多而复杂的 4 个句子的翻译。同时，两个词"as"和"with"分别引导同位语和定语，使得原文含义丰富的句子变成了一个简单的主从复合英语句子，而且结构清楚，语义明确，符合英语句子多名词、少动词的语言特征。

"证治解析"部分的全部译文如下：

This formula is the representative formula of exterior deficiency syndrome due to exogenous wind and cold. Invasion of wind and cold should result in aversion to cold and fever without sweating. Instead, sweating in this case is called "disharmony of nutrient qi and defense qi" *in Shang Han Lun*. Namely, when wind and cold are in the exterior, defense qi will struggle with them, causing fever.

When wind as the yang pathogenic factor with the opening and releasing nature causes the unconsolidated striae, nutrient qi will be released outside, giving rise to sweating, aversion to wind and floating and tardy or floating and weak pulse. When pathogenic wind rises, it will disturb lucid yang, resulting in headache. When pathogenic factors attack the body surface, the lung qi will be obstructive, and the stomach will lose its descending function, causing respiratory hoarseness and retching.

The treatment lies in eliminating pathogenic factors from the skin, relieving the exterior, and regulating nutrient qi and defense qi.

二、《桂枝汤》中的"方义解析"部分的翻译技巧

原文："方中桂枝辛甘温，解肌发表为君。白芍酸收，益阴敛营为臣，桂、芍等量合用，一散表邪，一敛营阴，散中有收以调和营卫。再用生姜既助桂枝发汗解表，又和胃止呕；大枣益气补中，助芍药和营生津，生姜配大枣，二调营卫，共为佐药。炙甘草调和药性，合桂枝辛甘化阳以实卫，合白芍酸甘化阴以和营。全方配伍，结构严谨，发中有补，散中有收，邪正兼顾，为'调和营卫'的代表方。"

这部分文字主要论述中药的"四气""五味"，以及方剂配伍中的"君臣佐使"等内容，语言凝练，含义丰富，四字句多，翻译起来难度较大。根据我们多年的翻译经验，只要使用一些翻译技巧，完全可以简化译文的句子结构，使其符合英语习惯。

在"方义解析"部分，主要的翻译技巧有：使用"adj. + n. + -ed"结构以及"as""with"等词。使用"adj. + n. + -ed"结构，就是在一个形容词后加一个名词，再在这个名词后加"-ed"，构成一个复合形容词，这个复合形容词做定语。例如，pungent-flavored，warm-natured，sweet-flavored，sour-flavored，cold-natured等。使用"as"和"with"等词引导的短语，可以将句子简化为一个定语或同位语。

试看：

(1)方中桂枝辛甘温，解肌发表为君。

In the formula, the <u>pungent-flavored</u> and <u>warm-natured</u> Guizhi (Ramulus

Cinnamomi) eliminates pathogenic factors from the skin and relieves exterior <u>as the monarch medicinal</u>;

"方中桂枝辛甘温"为陈述桂枝性味的句子，而译文使用了"adj. + n. + -ed"结构，将这个陈述句谓语部分巧妙地转换为译文中主语的定语，简化了句子，使译文简洁明了。"解肌发表为君"为句子的后半部分，说明桂枝的功用和"君臣佐使"中的角色——君药。译文使用了"as"短语作主语桂枝的同位语，将句子简化为短语。这也符合英语的行文习惯。

（2）白芍酸收，益阴敛营为臣，桂、芍等量合用，一散表邪，一敛营阴，散中有收以调和营卫。

the <u>sour-flavored</u> and <u>astringent-natured</u> Baishao(Radix Paeoniae) replenishes yin and astringes nutrient qi <u>as the minister medicinal</u>; Guizhi (Ramulus Cinnamomi) and Baishao(Radix Paeoniae) in equal amount used together expel exterior pathogenic factors and astringe nutrient qi, <u>with astringency inside dispersion</u>, to regulate nutrient qi and defense qi.

这个句子译文同样使用了"adj. + n. + -ed"结构、sour-flavored 和 astringent-natured 作定语，使得"白芍酸收"这个汉语句子的谓语部分在译文中成了句子主语的定语，简化了句子结构；使用 as 引导同位语 the minister medicinal 同样将句子简化为短语；使用介词 with 引导介词短语 astringency inside dispersion 作状语，也简化句子为介词短语。

（3）大枣益气补中，助芍药和营生津，生姜配大枣，二调营卫，共为佐药。

Dazao (Fructus Ziziphi Jujubae) <u>with the actions of benefiting qi and strengthening middle energizer</u> assists Baishao (Radix Paeoniae) in mediating nutrient qi and generating body fluid; Shengjiang(Rhizoma Zingiberis Recens) used together with Dazao(Fructus Ziziphi Jujubae) again regulates nutrient qi and defense qi <u>as the adjuvant medicinals</u>.

"大枣益气补中助芍药和营生津"陈述大枣的功效和在配伍中的角色，译文以短语"with the actions of benefiting qi and strengthening middle energizer"作主语"大枣"的定语，使得原本复杂的汉语句子在译文中得以简化。此外，在处理原文后半句"生姜配大枣，二调营卫，共为佐药"时，译文使用了短语"as the adjuvant medicinals"作同位语，避免了动词的使用，简化了译文。

（4）全方配伍，结构严谨，发中有补，散中有收，邪正兼顾，为"调和营卫"的代表方。

The whole formula is careful and precise in formation and structure, <u>with tonification inside relieving</u>, <u>with astringency inside dispelling</u>, <u>with simultaneous</u>

consideration of pathogenic factors and vital qi. It is the representative formula of "mediating nutrient qi and defense qi".

按常规译法，原文可能要翻译成几个句子，但译文连用3个介词 with 将其简化为一个简单句和 with 引导的3个介词短语作状语。

这4个句子也是"方义解析"部分最难翻译的句子。但由于使用了"adj. + n + -ed"结构，以复合形容词作定语，使得译文简短、语义准确、句子简化。另外，这几个句子还使用了"with"和"as"，使"with"和其后的画线部分作定语，使"as"与其后部画线部分作同位语。由于这些介词的妙用，使原本语义丰富、结构复杂、语言高度凝练的句子，在译成英文时显得结构简单、语义准确、少动词，符合英语习惯。

"方义解析"部分的全部译文如下。

In this formula, the pungent-flavored and warm-natured Guizhi (Ramulus Cinnamomi) eliminates pathogenic factors from the skin and relieves the exterior as the monarch medicinal; the sour-flavored Baishao (Radix Paeoniae) replenishes yin to astringe nutrient qi as the minister medicinal; Guizhi (Ramulus Cinnamomi) and Baishao (Radix Paeoniae) used together in equal amount expel exterior pathogenic factors, and astringe nutrient qi, and regulate nutrient qi and defense qi; the use of Shengjiang (Rhizoma Zingiberis Recens) not only helps Guizhi (Ramulus Cinnamomi) induce diaphoresis, but also relieves the exterior and mediates the stomach to arrest retching; Dazao (Fructus Ziziphi Jujubae) with the actions of benefiting qi and strengthening the middle energizer assists Baishao (Radix Paeoniae) in mediating nutrient qi and generating body fluid; Shengjiang (Rhizoma Zingiberis Recens) used together with Dazao (Fructus Ziziphi Jujubae) again regulates nutrient qi and defense qi as the adjuvant medicinals; Zhigancao (Radix Glycyrrhizae Praeparata) mediates the nature of medicinals. It transforms the pungency and sweetness of Guizhi (Ramulus Cinnamomi) into yang to strengthen defense qi, transforms the sourness and sweetness of Baishao (Radix Paeoniae) into yin to mediate nutrient qi. The whole formula is careful and precise in formation and structure, with tonification inside relieving, with astringency inside dispelling, with simultaneous consideration of pathogenic factors and vital qi. It is the representative formula of "mediating nutrient qi and defense qi".

三、"加减变化"部分的翻译技巧

方剂"加减部分"，中文叙述一般为："……者，加……，以……，"，或

"……者，减（去）……，以……"。这部分以下列两组格式进行翻译，可以简化译文，使译文符合英文习惯。

（1）in case of..., add... to...

in case of..., remove... to...

或用被动式：

in case of..., A is added /included... to...

in case of..., A is removed/excluded... to...

（2）for patients with..., add... to...

for patients with..., remove... to...

或用被动式：

for patients with..., A is added /included... to...

for patients with..., A is removed/excluded... to...

例如，《桂枝汤》中"加减变化"的中文："加减变化：若兼项背强几几者，可加葛根以生津舒筋；若素有喘咳者，可加厚朴、杏仁以下气平喘；若卫气虚甚，汗出不止者，可加黄芪、白术以益气固表止汗。"

其译文："Modification：In case of stiff nape and back，add Gegen（Radix Puerariae）to produce body fluid and soothe tendons；in case of cough with dyspnea，add Houpo（Cortex Magnoliae Officinalis）and Xingren（Semen Armeniacae Amarum）to lower qi and relieve asthma；in case of severe deficiency of defending qi and persistent sweating，add Huangqi（Radix Astragalis seu Hedysari）and Baizhu（Rhizoma Atractylodis Macrocephalae）to benefit qi，consolidate exterior and arrest sweating."

以上"加减变化"部分翻译的结构和技巧，充分应用在了《桂枝汤》中的"加减变化"翻译中。

四、方剂药名后加注药特殊煎熬方法用语的翻译

先煎 decocted first/to be decocted first

介壳类，矿石类等质重难溶，打碎先熬 10 分钟，如鳖甲、代赭石等。

后下 decocted later/ to be decocted later

芳香挥发类，煎 4~5 分钟，以防有效成分走散，如薄荷、木香等。

另煎 decocted separately/to be decocted separately

贵重药，保存有效成分，减少被其他药物吸收，切片放入盅内加盖隔水炖 2~3 小时，如人参，或难煎出气味的药物，如羚角、犀角等。

包煎 wrapped/to be wrapped

防止煎后药液浑浊，减少对消化道等刺激，用纱布包好，放入锅内煎煮，赤石脂、旋复花等。

烊化/溶化 melted/to be melted

将胶质、黏性易容药物置于去渣药液中溶解，避免同煎粘锅煮焦，如阿胶等。

泡服/焗服 soaked/immersed for oral administration，to be soaked/immersed for oral administration

对挥发易出味量少药物，开水半杯，或煎好药液中趁热浸泡加盖，如藏红花、肉桂等。

冲服 infused for administration/to be infused for oral administration

散剂、小丸、自然汁及某些药物需要冲服，如琥珀末、田七末、六神丸生藕汁等。

中医语言高度文学化，语言凝练、含义丰富、四字成句等是中医语言显著的特色，加之中医基础理论深奥玄妙，使得中医翻译比较困难。中医方剂中的"证治解析"和"方义解析"部分，糅合了中医理论、病因病机、四气五味以及配伍中的君臣佐使等内容，使其成为中医翻译中最难翻译的内容之一。另外，"加减变化"部分，汉语凝练简短，有固定的表达格式，要使中医译文简洁明了，实属不易。译文简洁一直是我们的追求目标。在长期中医翻译实践中，我们总结出了这些技巧。希望我们的经验能够抛砖引玉，大家共同努力，探索中医翻译之道，使中医译文简洁明晰、语言地道、符合英语习惯。

汉英中医翻译练习

一、请将下列句子翻译成英语

1. 丹参味苦，性微温，入心经、肝经。

2. 肾主水，主五液，鼻涕是五液之一。

3. 急性鼻炎是鼻黏膜的急性炎症，主要症状为鼻塞、打喷嚏、鼻涕增多，四季均可发病，冬季更为常见。

4. 急性咽炎是咽黏膜、黏膜下组织和淋巴组织的急性炎症，常为上呼吸道感染的一部分，多由鼻炎向下蔓延所致，也有开始发于咽部者。

5. 面色红色多属热证；面色白色多属寒证；面色黄色多属虚症、湿证；面色青色多属寒证、痛症、惊证、瘀血证；面色黑色多属寒证、重症、水饮内停证。

6. 在运用"以情制情"的方法时，要注意情志刺激的强度，使之超过或压倒致病的情志因素。

7. 正常的情志活动，是机体对外界刺激因素的保护性反应，于身心健康是无害的。

8. 急性喉炎是喉黏膜的急性炎症，为常见的呼吸道急性感染疾病之一，常继发于急性鼻炎及急性咽炎。

9. 厌食症是常见的脾胃病症，以较长时间食欲不振、厌恶进食为主要的临床特点。

10. 口疮的辨证，根据感邪的不同及患儿素体的差别，有实火、虚火之分。

二、请将下列方剂中的"证治解析""方义解析"和"加减变化"三部分段落翻译成英语

桑菊饮
引自《温病条辨》

组成　桑叶 1.5 g，菊花 3 g，杏仁 6 g，连翘 5 g，薄荷 2.5 g，桔梗 6 g，甘草生 2.5 g，苇根 6 g。

用法　水煎服。

功用　疏风清热，宣肺止咳。

主治　风温初起。但咳，身热不甚，口微渴，脉浮数。

证治解析　本方为治外感风温初起之基础方。温邪从口鼻而入致肺失清肃，故病变以咳嗽为主；因受邪轻浅，津未大伤，故身不甚热，口微渴；脉浮数为表热之象。治宜疏风清热，宣肺止咳。

方义解析　本方取味甘性凉的桑叶、菊花疏散上焦风热，清利头目为君药，其中桑叶善走肺络而肃肺，以清宣肺热而止咳嗽；菊花长于疏散风热，清利头目而肃肺。桔梗开肺，杏仁降肺，二药一升一降，宣降肺气而止咳，共为臣药。薄荷散上焦风热，助桑、菊以透表热；连翘辛寒，清热解毒；芦根甘寒，清热生津而止渴，三药共为佐药；甘草生用，清热解毒，与桔梗相合而利咽喉，与杏仁相合止咳嗽，并调和诸药，为佐使药。诸药相伍，使上焦风热得疏，肺气得畅，则表证解，咳嗽止，共达疏风清热，宣肺止咳之力。吴鞠通在《温病条辨》中称其为"辛凉轻剂"。

临床运用

1. **辨证要点**：临床应用以但咳、发热不甚、口微渴、脉浮数为辨证要点。

2. **加减变化**：若肺中热甚，咳嗽痰黄者，可加黄芩、桑白皮以清肺止咳；若口渴者，加天花粉以清热生津；肺热咳甚伤络、咳痰夹血者，可加茅根、藕节、丹皮以凉血止血。

3. **临床应用**：用于治疗上呼吸道感染、流行性感冒、急性支气管炎、急性扁桃体炎等属风热犯肺之轻证者。

4. **注意事项**：风寒咳嗽者不宜使用。方中用药轻清宣透，性易挥发，故不宜久煎。

第十一讲

文学化中医语言的翻译研究

中医语言文学化是中医语言最显著的特征之一。文学化语言表达中医医理生动形象，说理透彻，言简意赅，富有节奏感和美感。文学化语言不仅出现在中医语篇中，还常常出现在中医名词中。目前，就如何翻译这些文学化语言，在翻译界还存在分歧。

本讲将分析中医语言文学化的成因和主要表现方面，并以文学化汉语中医名词为例，研究这些文学化语言的中医名词的翻译方法，以求译文准确、流畅、简洁。

一、中医语言文学化的成因

《黄帝内经》成书于秦汉之际。这本医学经典代表着中医理论体系的全面形成和中医科学的诞生。后来有许多中医著作，在一定程度上都是对《黄帝内经》进一步的阐释，发挥和发展。

《黄帝内经》用古汉语书写。后世医家继承了《黄帝内经》的衣钵，在随后的各朝各代，都沿袭了这部经典著作的古汉语风格。到了"五四"时期，在大力倡导使用白话文，废止古汉语的浪潮冲击下，中医人仍然保持了这些中医语言的特征。时至今日，这些中医语言的特征仍然保留，在各级各类中医教材中仍然得以沿袭。

中国文化中"崇古"的心理正是中医语言的特征保持到现在的一个重要原因。这一点从《黄帝内经》这部经典著作的命名就能得到很好的印证。"黄帝"是传说中的中华民族的祖先，是个传奇人物。《黄帝内经》并非"黄帝"所写，只是假托"黄帝"之名，由不同时代医家撰写而成。之所以假托"黄帝"之名，是因为他是中华民族的人文始祖，这是一种典型的"崇古"心态。另外，《神农本草经》并非"神农"所写，也是一种"崇古"心理的体现。后世医家之所以继承了中医语言的"古色古香""四字成句""四字成词"等特色，很大程度上源于《黄帝内经》的语言特征和"崇古"的文化心态。

二、文学化中医语言的表现方面及其翻译

文学化中医语言主要体现在中医语言中较多地使用了文学修辞格、"四字成句"和"四字成词"等语言风格以及中医歌诀等。

1. 中医语言中的文学修辞格

汉语中的各种修辞格几乎都可在中医语言中找到。限于篇幅，下面我们从翻译的角度，研究与中医翻译密切相关的几个典型的汉语修辞格，主要包括夸张、委婉、借代等。

（1）夸张：受中国文化的影响，夸张广泛地使用在中医语言中。例如"烧山火""透天凉"等。这两个名词分别是产生热感和凉感的两种针刺手法。世中联的《中医基本名词术语国际标准》里把这两个名词术语分别译成"mountain-burning fire（method）"和"heaven-penetrating cooling（method）"。这种字面对译的方法译出的译文会使外国读者费解。再者，"mountain-burning fire（method）"（"烧山之火"）会引起外国读者误解，以为是教人放火烧林的方法。我们以为，可以将上面两个名词分别译为"Shao Shan Huo heat-generating manipulation"和"Tou Tian Liang cool-generation manipulation"。这样的译名分别译出了其基本含义"产生热感的手法"和"产生凉感的手法"。当然，产生热感和凉感的针刺手法不只有以上两种，为了区别，再加上汉语拼音音译，保障了两个名词的回译性，即通过译名中的汉语拼音可以回译到原汉语词条，避免造成误解，实现信息的双向交流。在将这些夸张修辞格的中医名词翻译成英文时，不宜直译成夸张的英文，而应简洁地译出其真正的医学含义。

（2）委婉：委婉也是中医名词中常用的修辞格。在大多数情况下，使用委婉手法是为了避免尴尬等。例如"谷道痒""不更衣"和"月水不通"。这几个中医名词属于典型的委婉语，分别意为"肛痒""便秘"和"月经不通"。应该译出以上名词的医学含义，不要字面直译。否则会引起歧义，甚至造成笑话。如果把"谷道痒"译成"grain passage itching"，外国读者就会很迷惑，不知"grain passage"为何物。事实上，"谷道"一词源于中国气功，意为"肛门"。谷道痒就是"肛痒"，应该译成"anal itching"。试想有几个外国读者能知道"grain passage"就是"anus"？我们不能高估外国读者对中国文化和中医了解的程度。在把这些委婉中医名词译成英文时，要剥去委婉的修辞格语言外壳，译出其医学含义。

（3）借代：也是中医语言中常用的修辞格。借代又叫"代称"，是借用与某事物密切关联的另一事物去代替该事物的一种修辞格。由于英汉语言的差异，将汉语中的借代译成英文时，往往要忽略借代，译出其医学本意。

例如，"余欲勿使被毒药，无用砭石，欲以微针通其脉……"（《灵枢·九针十二原》）

本句的汉语意思为"我不想让他们遭受药物的伤害，在不使用砭石的情况下，打算用微针疏通他们的经脉"。本句中，用"毒药"泛指"所有的药物"，用"微针"指代"九针"，两者均属"以局部代全部"的借代例子。翻译时不可字面对译，将"微针"和"毒药"译成"tiny needles"和"poisonous drugs"，而应译成"nine needles"和"drugs"。

再例如，中医妇科中的古名词"带下医"以"带下"病借代所有的妇科病，也是以局部代替全部的借代。"带下医"就是"妇科大夫"。不能把"带下医"翻译成"leucorrhea doctor"（带下病大夫），而要翻译成"gynecologist"（妇科大夫）。

2. 四字成句与四字成词

中医语言四字成句源于《黄帝内经》的风格，四字成词来源于四字成句。例如，以下为《素问·五常政大论》篇第七十的开头部分。

黄帝问曰：太虚寥廓，五运回薄，盛衰不同，损益相从，愿闻平气，何如而名？何如而纪也？

岐伯对曰：昭乎哉问也！木曰敷和，火曰升明，土曰备化，金曰审平，水曰静顺。

帝曰：其不及奈何？

岐伯曰：木曰委和，火曰伏明，土曰卑监，金曰从革，水曰涸流。

帝曰：太过何谓？

岐伯曰：木曰发生，火曰赫曦，土曰敦阜，金曰坚成，水曰流衍。

可以看出，这部分118个字当中，共有四字句24个。这种四字句在《黄帝内经》里占比很高。后世将《黄帝内经》奉为神明，出现了大量模仿这种文风的现象。在今天的中医院校本科生教材《中医基础理论》中，仍然有大量的四字句的现象。

四字成句的文风也导致了四字成词的文风。可以看出，中医语言中的许多四字句逐渐演变成了四字词，如"阳盛阴衰""阴虚火旺""里虚外实""湿热下注"等。

四字词的翻译关键在于理清四字词前后之间的逻辑关系，否则就会出现翻译错误。

（1）前后为并列关系的中医名词。例如，"升阳透疹""利湿排脓"和"祛风散寒"三个词，其前后的逻辑关系为并列关系，而非偏正关系。因此，应该把这三个词分别译为"lifting yang and promoting eruption""removing dampness and promoting pus discharge"和"dispelling wind and dispersing cold"。不能把以上三个译名中表示并列关系的连词"and"译成表示偏正关系的不定式小品词"to"。

（2）前后为偏正关系的中医名词。例如，"活血化瘀""行气止痛"和"祛瘀消肿"三个词，其前后的逻辑关系为偏正关系，而非并列关系，即活血为了化瘀，行气为了止痛，祛瘀为了消肿。因此，应该把这三个名词分别译为"promoting blood circulation to resolve blood stasis""promoting qi flow to kill pain"和"resolving blood stasis to relieve swelling"。不能把以上三个译名中的表示偏正关系的不定式小品词"to"译成表示并列关系的介词"and"。

（3）为了凑够字数而添加成四个字的中医名词。有些中医概念本来用两个字就可以表达清楚，为了追求四字成词的风格，有意加上两个字，凑够四个字。例如，"不育""不孕"和"脾虚"意思已经表达得很清楚。但是为了达到四字词效果，将这三个名词加字成四字词的"男子不育""女子不孕"和"脾土虚弱"。翻译时不能字面对译。"脾土虚弱"就是"脾虚"。按照五行学说，脾属土，中医里常常把"脾"说成"脾土"，"脾土虚弱"意在说明五行与五脏的配属关系，也是凑成四字词的修辞需要。在将其翻译成英文时，我们不能将其按字面意思直译成"spleen earth asthenia"，而应译成"spleen asthenia"。

3. 中医语言中感情色彩很强的文学性字词

中医中带"毒"字的名词很多。在许多情况下，这些名词中的"毒"字，并非"毒物、毒素"之意，而是和"淫"（湿淫）、"邪"（寒邪、火邪、燥邪）、"贼"（贼风）等字一样，是中医语言文学化在中医名词中的体现。翻译时我们可以借助西医"pathogenic"（致病的、病原的）一词，翻译"毒""淫""邪""贼"等字，把"湿邪""火邪""燥邪""湿淫""贼风"等分别译成"pathogenic dampness""pathogenic fire""pathogenic dryness""pathogenic dampness"和"pathogenic wind"等。

在世中联《中医基本名词术语国际标准》和 WHO 西太区的《传统医学名词术语国际标准》（主要为中医名词）中，许多含有"毒"字的中医名词都被译成英文"toxin"（毒素）。这里请参照表 11-1。

表 11-1　中医中"毒"字的译法

中医名词	世中联译名	WHO 西太区译名
寒毒	cold toxin	cold toxin
火毒	fire toxin	fire toxin
热毒	heat toxin	heat toxin

以上名词中的"毒"字被对译成"toxin"（毒素），显然不妥。这类名词术语中的"毒"字，是文学语言，表示"致病因素、致病源的"意思，并非真正的"毒素"，可以依次译成"pathogenic cold""pathogenic fire"和"pathogenic heat"。

4. 中医歌诀

中医歌诀是中医的一大特色，初衷是帮助记忆。大多数中医歌诀充其量就是帮助学习记忆中医知识的"顺口溜"而已。举例如下。

1. 独参汤

独参功擅得嘉名	血脱脉微可返生
一味人参浓取汁	应知专任力方宏

2. 龟鹿二仙胶

龟鹿二仙最守真	补人三宝气精神
人参枸杞和龟鹿	益寿延年实可珍

3. 保元汤

保元补益总偏温	桂草参芪四味存
男妇虚劳幼科痘	持纲三气妙难言

大多数中医歌诀没有什么翻译价值，有些甚至不可译，如其中充满了中药名称简称汉字的歌诀。对于少数有诗歌美的意境的中医歌诀可以应用许渊冲教授的"形美""音美""意美"三美原则等尝试翻译。

由于英汉语言的差异和中西文化的不同，中医语言中的许多文学化语言不能译成其对应的英文文学语言，特别是修辞格。另外，英语科技语言要求简洁明了，平铺直叙。我们将中医语言译成英文时，一定要符合英语科技文章的要求。要做到这一点，我们就要抛弃中医语言文学化的外衣，译出其真正的医学所指。

汉英中医翻译练习

一、请将下列中医句子翻译成英语

1. 乌梅味酸，性温，入肝经、脾经、肺经、大肠经。

2. 心主嗅，临床上有一些幻嗅症或神经性失嗅症，可从心经治疗。

3. 慢性鼻炎多系急性鼻炎治疗不彻底所致，一般轻者为慢性单纯性鼻炎，日久加重可发展为慢性肥厚性鼻炎。

4. 慢性咽炎患者咽部有各种不适感，如异物感、干燥、发痒、灼热、微痛等，分泌物或多或少，但黏稠附于咽后壁。

5. 望指纹是观察 3 岁以下小儿食指桡动脉侧浅静脉的变化，以代替脉诊的一种辅助诊断方法。

6. 中医养生的一个基本要求是"起居有常"，即起居作息、日常生活要有规律，这是强身健体、延年益寿的重要原则。

7. 在中医的理论体系中，顺应自然是整体观念的重要内容，无论是养生保健，还是疾病的康复，所有的方法和机能，都体现着与自然相适应的特点。

8. 性早熟是指女孩青春发育开始于 8 岁以前，男孩睾丸、阴茎增大开始于 9 岁以前的一种内分泌疾病。

9. 脏腑是人体生理功能的物质基础，经络是人体气血运行、全身器官和肢体联系的通道。

10. 头发与五脏的关系十分密切，头发的荣枯能直接反映出五脏气血的盛衰。

二、请将下列中医段落翻译成英语

中医养生康复理论历来认为，春天应当晚睡早起，充分沐浴春日阳光，并披散头发，松缓衣带，舒展形体，漫步于庭院中，以使意志像春天生发之气一样条达舒畅。春季阳气生发，但此时风气当令，气候变化较大，尤其是早春，阳气初生，阴寒未尽，气候变化更大，常有寒潮袭来，多出现乍寒乍暖的气候，再加上人体的阳气开始趋向于表，皮肤腠理较为疏松，对寒邪的抵御能力相对减弱。当此之时，气温骤变无常，应及时做到"虚邪贼风，避之有时"。特别是老年人、小儿和身体虚弱的人，要随时注意增减衣被，注意保暖，切忌过早地脱衣减被，衣服更不可顿减。前人所说的"春捂秋冻"，的确是经验之谈，着衣保暖以防风寒，使人体逐渐适应春天的气候变化，才有助于人体的阳气升发而养阳。

第十二讲

中医经典著作译名问题研究

中医"四大经典"包括《黄帝内经》《神农本草经》《难经》和《伤寒杂病论》。中医经典著作是我国中医药学宝贵成果的结晶，是对中华民族几千年来临床经验和理论研究的总结。只有继承祖先的临床经验和医学理论，我们对中医药才能有所创新。向外推介中医经典著作是中医药对外交流的一个重要组成部分，也是传播中医药文化和中国传统文化的重要载体。

社会科学书名，特别是文学作品书名，往往运用悬念、修辞等艺术手法营造紧张气氛，吸引读者。自然科学书名，特别是医学书名，应该简洁明了，点出书籍的主题和内容，引导读者去阅读。这就是书名的重要作用——导读。

由于中西语言和文化差异等原因，目前的中医书名的翻译存在着这样那样的问题。本讲选择 WHO 西太区制定的《传统医学名词术语国际标准》和目前比较流行、影响比较大的《汉英医学大词典》(人民卫生出版社出版)为研究对象，梳理出中医经典著作译名，分析其中存在的一些问题。为了行文方便，以下将 WHO 西太区制定的《传统医学名词术语国际标准》的中医经典书名的译例标记为"WHO"，将《汉英医学大词典》的译例标记为"人卫社"。

一、译名中的语言问题

译名中的语言问题包括译名选词词义问题、不可数名词误用作可数名词、形容词和副词误用等。

1. 译名选词词义问题

在 WHO 的译名中，所有含有"伤寒"二字的书名都用"cold damage"对译。例如，《伤寒论》*Treatise on Cold Damage Diseases*，《伤寒杂病论》*Treatise on Cold Damage and Miscellaneous Diseases* 等。中医中许多"伤"字的含义并非实质上、实体上的伤害，如"伤心""伤神""伤肝"等。根据《朗文当代高级英语辞典》，"damage"的英文解释为"to cause physical harm to something or to part of someone's body"，即"损害、损坏、损伤(某物或某人的身体部位)"，指有形

伤害、实质性伤害。以上两个书名中的"伤"，并非实质性的伤害，用"damage"一词翻译不妥。伤寒的基本含义为感受各种外邪而发热的疾病。请看人卫社的译名：《伤寒论》*Treatise on Exogenous Febrile Diseases*，《伤寒杂病论》*Treatise on Exogenous Febrile and Miscellaneous Diseases*。可见用"exogenous febrile diseases"（外感发热的疾病）翻译"伤寒"比较恰当。

另外，WHO 的《小品方》译名 *Formulary of Trifles* 中的"trifles"一词也不妥。英语里"trifles"意为琐碎的事，无价值的东西。《小品方》为东晋陈延之编撰，该书博采各家方书之精华，是一部实用性较强的小型方书。我们一般把较短的文学作品或书籍用"小品"命名。这里，书名中的"小品"修辞意义大于实际意义，可以不译。这里可以把《小品方》译为 *Chen Yanzhi's Formulary*。

2. 译名中不可数名词误用作可数名词

请看 WHO 的译名：《备急千金要方》*Essential Prescriptions Worth a Thousand Gold for Emergencies*，《千金翼方》*Essential Prescriptions Worth a Thousand Gold*。英语中"gold"是不可数名词，不能直接在其前面加数词，加数词必须有量词。例如，"一吨黄金 a ton of gold""一根金条 a bar of gold""一千克黄金 a kilogram of gold"，但不能用"a thousand gold"。书名中的"千金"意图说明书籍的价值很高，并非准确数字。以上两个书名可意译为 *Essential Prescriptions for Emergencies* 和 *Essential Prescriptions*。

3. 译名中形容词副词误用

人卫社的《备急千金要方》译名 *Essential Treasured Prescriptions for Emergencies* 没有照字面直译，而是采用意译是可取的。但是，译名中的"Essential"一词修饰动词"treasure"的过去分词"treasured"，应该用副词"essentially"，修改后的译名为 *Essentially Treasured Prescriptions for Emergencies*，也可译成 *Essential Prescriptions for Emergencies*。

二、含有"密旨""秘要""秘藏"等词的译名问题

许多中医经典著作名中含有"密旨""秘要""秘藏"等词，目的是故弄玄虚，渲染书名的神秘感，引起人们的注意，从而抬高其书籍的医学学术价值。这也是古人的一种文化心理。例如，《兰室秘藏》书名中的"兰室"来自《素问·灵兰秘典论》的"藏灵兰之室"一语，揭示书中所载的方论有珍藏的价值。由于中西语言文化的差异，字面直译这样的书名，会引起西方读者的歧义。请看人卫社《小儿推拿密旨》的译名 *Secret Principles of Massage for Children*，WHO《外台秘要》的译名 *Medical Secrets of an Official* 和《兰室秘藏》的译名 *Secret Records of the Orchid Chamber* 等。这些译名中的"Secret"与西方生命科学研究

中具体客观的要求格格不入。书名中的"密旨""秘要""秘藏"等词可以不翻译。以上三个书名依次可改译为 *Principles of Massage for Children*，*Medical Writings of An Official* 和 *Medical Writings of the Orchid Chamber*。这样的译名不仅克服了文化障碍，避免了歧义，还揭示了书中的内容，起到了一定的导读作用。

三、对中文书名理解失误而造成的翻译问题

1.《黄帝内经》书名的翻译问题

WHO 的《黄帝内经》译名（*Huangdi's*）*Internal Medicine* 把该书译成了内科学（Internal Medicine），这显然是不妥的。黄帝内经的内容涉及内科、外科、针灸、养生等多学科领域，并非只讲内科学。书名中的"内"和"外"实际相当于书目编次中的"甲卷""上卷"和"已卷""下卷"。类似的例子还有《黄帝外经》《扁鹊内经》《扁鹊外经》《白氏内经》《白氏外经》《白氏旁经》等（历史上把以上七部医学经典著作称成为"医经七家"）。正如《医籍考》所言："犹《易》内外卦及《春秋》内外传，《庄子》内外篇，《韩非子》内外储说，以次第名焉者，不必有深意。"这说明书名分内外，并无实质性含义，可不译出。

另外，人卫社的《黄帝内经》译名 *Inner Canon of Yellow Emperor* 中，用"Canon"一词翻译"经"，也似乎欠妥。英语中的"Canon"一词带有宗教色彩，一般指基督教或天主教的教规、法规，基督教的正经，因此，此译名中不宜采用。英语中的"classic"一般指杰作、名著、经典著作等，比较符合《黄帝内经》的内涵。我们可将《黄帝内经》译为 *Huangdi's Classic of Medicine*，或者 *Classic of Medicine*，也可直接音译成 *Neijing*。最后，把"黄帝"翻译成"Yellow Emperor"似乎也不妥。"黄帝"是传说中的人物，并非真正意义上的"emperor"。黄帝为古华夏部落联盟的首领，五帝之首，被尊为中华"人文初祖"。据说他是少典与附宝之子，本姓公孙，后改姬姓，居轩辕之丘，号"轩辕氏"，建都于有熊，亦称有熊氏。黄帝出生即显灵异，襁褓中会说话，幼年敬事尊长，品行中正。长大后敦厚爱人，睿智英明。史载黄帝因有土德之瑞，故号"黄帝"。黄帝以统一华夏部落，征服东夷、九黎族统一中华的伟绩而载入史册。黄帝在位期间，播百谷草木，大力发展生产，始制衣冠、建舟车、制音律、创医学等。

然而，中国历史上"皇帝"的称谓始于秦王嬴政。他认为自己德过三皇，功盖五帝，于是将"皇"和"帝"合一来称自己，史称"秦始皇"。事实上，《黄帝内经》是假托"黄帝"之名，由不同时代的医家编写而成的。此"黄帝"并非彼"皇帝"，所用汉字都不同，不能混淆，不能用"Yellow Emperor"对译。

假借古人之名，为撰写的书籍命名，是中医"崇古"文化心理的一种重要表现，类似的还有《神农本草经》等。为什么中医喜欢用古人（甚至以传奇人物）命名自己的著作？有人认为是为了借古人抬高自己的作品，有人认为是为了借古人申明"其道也正，其源也远"。我们认为这样做是为了表示对古人的敬意。

中医不是传奇文学。过多的传奇人物名称出现在中医经典著作名称中，影响了中医学科的科学性、客观性、专业性、标准化程度，并不利于中医的传播。

2.《素问》书名的翻译问题

《黄帝内经》由《素问》和《灵枢》两部分构成。《素问》是黄帝与岐伯等人对医学"平日讲求""平素问答""平素讲问"的记录。这里的"素"为"平素""平日""日常"之意。WHO 和人卫社均把《素问》译成 *Plain Questions*。英语中"plain"是"简单、朴素、显而易见"之意。将其译成"简单的问题"，显然是理解失误。我们建议将《素问》译为 *Daily Medical Conversations*。《素问》以问答形式行文，有问有答，用"conversations"（对话）比"questions"（问题）更恰当。

3. 含有"本草"二字的书名的翻译问题

请看人卫社的《神农本草经》*Shennong's Classic of Herbology*，《本草纲目》*Compendium of Herbology*，《食疗本草》*Herbal Dietotherapy* 等译名。这几个译名用"herbology"或者"herbal"翻译"本草"显然不恰当。英语中，"herb"是"草、草本植物、草药"之意，"herbal"是其形容词。"herbology"是"草本学、草药学、植物类药物学"。以上三个书名中的"本草"并非只指草药，而是泛指所有的中药，包含植物类药物、动物类药物和矿物类药物三大类。用"herbal"或者"herbology"翻译书名中的"本草"，太片面。

再看看 WHO 的这三个译名：《神农本草经》*Shennong's Classic of Materia Medica*，《食疗本草》*Dietetic Materia Medica*，《本草纲目》*Compendium of Materia Medica*。WHO 的译名中用"Materia Medica"翻译"本草"是正确的。在英语中，拉丁词源的"Materia Medica"是"药物学"之意。

四、书名中含有宗教等文化名词的译名问题

中医经典著作名中有一些含有宗教等文化名词，主要原因是历史上有些医家自己可能就是道家、儒家或者佛家。他们的著作名中难免有宗教等文化名词。例如，《银海精微》是著名的眼科专著，作者不明，后世假托孙思邈之名而撰写。道家称眼睛为银海，《银海精微》寓意本书富含眼科理法方药微妙精华之意。WHO 的《银海精微》译名为 *Essence on the Silver Sea*，其中将"银海"

直译为"the Silver Sea"，让不懂道教的外国人士看后不知所云，猜不出是怎样一部书，甚至可能引起歧义，将"*Essence on the Silver Sea*"误解成冶炼银或者打制银器的技术指南的书籍。这里可以把"银海"译为"ophthalmology"（眼科学）。如此，书的译名 *Essence of Ophthalmology* 才能揭示书名的含义，起到导读的作用。

五、含有封建迷信内容的书名的翻译问题

历史上，我们的祖先相信超自然力量，认为超自然力量主宰着人类的生老病死。中国古文化崇拜古人、神仙等。这就使得一些中医经典书名中含有"鬼""神""仙"等词。在将其译成英语时，我们不能照字对译。否则，与崇尚科学、反对迷信的当代文化就相悖了。我们应该把这些词舍弃不译。

例如，《刘涓子鬼遗方》是我国古代的一部中医经典著作。据说是晋末的刘涓子在丹阳郊外巧遇"黄父鬼"时所遗留的一部外科方面的专著。

WHO 的《刘涓子鬼遗方》的译名 *Liu Juanzi's Ghost-Bequeathed Prescriptions* 属于字面直译，充满了迷信色彩，可改译为 *Liu Juanzi's Surgical Prescriptions*。

再譬如，《仙授理伤续断秘方》是一部骨伤科专著，为唐朝蔺道人所著。在骨伤科著作中有较大影响。WHO 的直译名 *Secret Formulary Bestowed by Immortals for Treating Injuries and Mending Fractures* 同样具有迷信内容，不可取，可改译为 *Lin Daoren's Formulary for Treating Bone Injuries and Fractures*。

六、译名中的大小写和书名号问题

按照英语的书名的书写规范，应该大写书名中所有实词的首字母以及所有五个以上字母的虚词的首字母，或者大写书名中所有单词中的字母。目前，在大部分情况下采用的是第一种大写规范。我们发现，人卫社和 WHO 的译名，个别实词没有大写首字母。另外，由于英语中没有书名号，按照英语规范，书名应该用斜体。最后，我们切忌把汉语的书名号应用在英语译名中。

七、结语

我国历史上中医著作之多浩如烟海，经典著作存世也很多。WHO 西太区制定的《传统医学名词术语国际标准》收录了约 100 部中医经典著作的译名，《汉英医学大词典》收录了约 150 部中医经典著作的译名。中医经典著作译名标准化是中医名词术语译名标准化的一个重要组成部分。只有科学地翻译出中医经典著作的译名，才能向读者揭示著作的内容，起到导读的作用。要做到这样，我们必须认真研究中医经典著作原名的内涵，特别是文化内涵，研

究中西语言文化习惯差异，切忌按照汉语字面直译，以译出符合英语文化习惯，具有导读作用的地道的英语译名。

汉英中医翻译练习

一、请将下列中医句子翻译成英语

1. 玉竹味甘，性平，入肺经、胃经。
2. 咽与喉是两个不同的部位，西医学和现代中医学都是这样认识的。
3. 慢性鼻炎的常见证型有肺经郁热、肺气虚寒、脾虚湿胜、气滞血瘀等。
4. 扁桃体周脓肿为扁桃体周围间隙内的化脓性炎症，其早期症状为蜂窝组织炎，继而形成脓肿。
5. 闻诊包括听声音（如听小儿的啼哭、咳嗽、呼吸、语言等）及嗅气味（如口气、呕吐物的气味、大小便的气味等）。
6. 中国养生家创造了不少有益的睡眠养生方法，简单易行，而且卓有成效。
7. 精神刺激造成的不良情绪，可以通过运动发散出去，也可以转移自己的注意力，调整机体平衡。
8. 儿童多动综合征又称"轻微脑功能失调"（MBD），是指发生于儿童期，并以与年龄不相称的明显的注意力不集中、活动过多、任性冲动和学习困难为主要特征的一组综合征，但患儿智力正常或接近正常。
9. 七情过极亦可引起头发的变化，如忧愁思虑过度常引起早白、脱发。
10. 病后低热，体温一般不超过 38 ℃，是热病康复后的一种常见病症。

二、请将下列中医段落翻译成英语

冬病冬治在"三九"

中医认为"天人合一，天人相应"。"三九天"是一年中最为寒冷的时期，此时期人体阳气敛藏、气血不畅、皮肤干燥、毛孔闭塞，诸多疾病易得易犯。"三九天"是施行"冬病冬治，穴位敷贴"的最佳时机。冬季用药物敷贴穴位不仅可巩固夏日"冬病夏治"敷贴的效果，还能控制疾病的发作，扶助人体的阳气，从而达到增强人体抵抗力、祛除疾病的目的，使患者获得更理想的疗效。

冬病"三九"治疗的适应证如下。

1. 风寒湿痛症：颈椎病、腰椎病、肩周炎、肾虚腰痛、关节炎、骨质增生、空调病等风寒湿邪引起的各种颈肩腰腿痛。

2. 呼吸系统疾病：哮喘、慢性支气管炎、过敏性鼻炎、体虚易感冒。

3. 消化系统疾病：慢性胃炎胃溃疡引起的胃胀、胃酸、胃痛等，胃肠功能紊乱、慢性腹泻。

4. 妇产科疾病：痛经、产后头痛、坐月伤风、产后痹痛等寒症。

5. 其他：四肢寒凉怕冷、免疫力低下等。

第十三讲

与《易经》相关的方剂名称翻译研究

中华传统文化源远流长，在思想上包容扬弃，具有高度的原创性和独特性。《易经》号称万经之首，是中华文明的灵魂和密码。《易经》乃中华传统思想文化中自然哲学与人文实践的理论根源，是古代汉民族思想、智慧的结晶，被誉为"大道之源"。该书是古代帝王、政治家、军事家、商家的必修之术。《易经》涵盖万有，纲纪群伦，广大精微，包罗万象（如古代兵法、风水玄学、中医典籍），可以说是中华文明的源头活水。

中医的相关理论、诊法疗法等，均可在《易经》中找到根源。《易经》堪称中医理论的源头，故有"医易同源"之说。药王孙思邈更是直截了当地说："不知易，不足言太医。"古今方剂的命名也同样受到《易经》卦象等思想的影响，如"交泰丸""三才封髓丹""贞元丸"等方剂。下面具体论述与《易经》相关的中医方剂名翻译。

一、翻译原则

(一)简洁性原则

中医名词，包括与《易经》相关的方剂名，文字上简洁明了，其译名也应遵循简洁性原则。如果为了揭示其医学信息或文化信息，导致译名过长，那么就要牺牲医学信息或者文化信息，保持译名的简洁性。说一千，道一万，方剂名和普通人名一样，只是一个符号，其作用在于区分此方剂与彼方剂。简洁性是方剂名翻译中的首要原则。

(二)医学信息性原则

方剂名作为中医名词，直接或间接地揭示了方剂医学信息，例如主治病症、主要成分、功能、炮制、医理、组方原则等。这些医学信息有助于医生和患者进行医疗活动。翻译方剂名时，如果能简洁地翻译出其医学信息，那就是最佳选择。译出医学信息的译名能起到真正的交际性作用，使人"见名明义"。

（三）文化信息性原则

中医是中国古代优秀文化对外传播的最佳载体。与《易经》相关的方剂名也是如此。翻译时，我们在保持简洁性原则的前提下，应尽量再现其文化信息，以促进中医文化和中国文化的对外传播。

（四）目标读者性原则

在进行方剂名翻译时，一定要把目标读者因素（特别是目标读者对中国文化的了解程度）考虑进去。目前，有些中医翻译，高估了目标读者对中医文化和中国文化的了解程度，过多地采用了异化的文化翻译策略，其翻译效果可想而知。易经文化是中国古代文化中最深奥、最晦涩难懂的领域之一，对国人如此，对外国读者更是如此。考虑到这一因素，我们对《易经》相关方剂名的文化信息的翻译要把握一个适度的原则，过多、过度地对这些方剂名进行异化翻译，会使目标读者感到译名中过多的异质成分，感到文化隔阂，从而产生对中医的排斥感。翻译与易经相关的方剂名要牢记，我们首先要再现传递的是医学信息，然后才是文化信息。当出现再现传递医学信息、文化信息与简洁性原则发生矛盾时，就要牺牲翻译中的文化信息甚至医学信息，以保留译名的简洁性。

二、翻译方法

与《易经》相关的方剂名的翻译方法主要有三种：意译、音译、音-意译结合。

（一）意译

按照方剂名，翻译出所揭示的有关医学或文化信息。例如，交泰丸、清离定巽汤、资生丸等，就可以进行意译。意译主要用来翻译那些可以用几个英文单词，简明地译出与《易经》相关的方剂名中的医学信息或文化信息的方剂名。

1. 交泰丸

泰为坤宫三世卦。乾为天、为上，属阳；坤为地、为下，属阴。天阳上升，地阴下降，万物乃生。中医以此升降理论，结合五行学说中心属火，肾属水理论，认为人体在正常的生理状态下，心火降于肾，使肾水不寒，肾水上济于心，使心火不亢，这称作"心肾相济"。相反，肾水亏不能上济以制心火，叫作"水火不济"（心肾不交、心肾不济）。

"交泰丸"最早出现在《四科简效方》中，其中认为交泰丸"治心肾不交，怔忡无寐"。由于方用入心之黄连，入肾之肉桂，"则心肾交于顷刻，又何梦之不安乎。"心跳剧烈、惊恐不安、失眠等症状消失，心情泰然轻松，说明交泰丸治疗心肾不交（水火不济）疗效显著。交泰丸中的"泰"字，按照《易经》

"泰卦"象征的是风调雨顺、政治清明、国泰民安。对患者而言就是治好病后，感觉坦然轻松之意。我们建议将"交泰丸"翻译成"Heart-Kidney Coordination Pill for Ease"，这个译名译出了其核心医学信息——该方的功效，使患者"心肾相济"（Heart-Kidney Coordination）以及患者服药后疗效显著，病人的感受"坦然，轻松"（Ease）。此外，译名简洁，符合医学名词结构。

2. 清离定巽汤

该方出自《时病论》，由连翘、竹叶、细生地等八味药组成。其功用为舒筋宁搐，清热定风，主治晕厥抽搐、热极生风之证。根据《易·说卦传》："离为火，巽为风。"本方以清火定风为治。因此，该方可译为"Fire-Removing and Wind-Dispelling Decoction"。译名译出了方名的核心医学信息该方的功用"清热定风"（Fire-Removing and Wind-Dispelling）。译名简洁明了，符合医学名词结构。

3. 资生丸

该方名取义坤卦象词"至哉坤元，万物资生，乃成顺天"。该方由人参、白术、茯苓等20多味中药组成。其功能主治为健脾开胃，消食止泻，调和脏腑，滋养荣卫，脾胃虚弱，食不运化，面黄肌瘦等。可以将其翻译成"Promotion Pill"。译名译出了坤卦象词的核心词和该方功能的核心词"资生"，"调和，滋养"（Promotion），揭示出其医学和文化信息。译名简短，符合医学名词结构。

（二）音译

用汉语拼音翻译。由于易经文化名词含义深奥、玄虚、复杂、晦涩难懂，用几个英文单词很难再现传递其文化信息或医学信息。在这种情况下，只能使用音译，以保证译名的简洁性。音译是在译入语中保持汉语言和中国文化词特色的最佳译法，可以直接给译入语和译入语文化输入汉语的表达形式和文化内容。音译主要用来翻译那些无法用几个英文单词简洁地译出与《易经》相关的方剂名中独特的、含义丰富的文化信息或医学信息的方剂名。

1. 贞元饮

贞元饮之"贞元"首见于《易经》。在乾卦中，"元、亨、利、贞"表示乾，就是健。这四个字是对天道运行亘古不变的高度概括。元，代表春天，万物生发；亨，代表夏天，万物茂盛；利，代表秋天，万物成熟；贞，代表冬天，万物藏敛。若用元、亨、利、贞表示人，则意为仁、义、礼、知。郭雍《家传易说》："四居近君之位，有刚强可济之才，而能固守居柔之贞，是以吉也。"也就是说，贞有坚固和坚持之意。元者，原也，为人体生命本原之气。贞元饮滋补肝肾，正固元海原始之气，故本方取名"贞元饮"。从此可以看出，贞、元二字含义非常丰富，属多义《易经》文化词。无法用三五个英语单词再现其方名的医学含义和哲学含义。语言学中，对一个民族特有的，含义丰富的文化词，一般都采用音译的方法，以确保其文化性、简洁性和回译性。因此，贞元饮可音译为"Zhen Yuan Decoction"。

2. 太极丸

太极丸取名于《易经》太极八卦说。古代中国人认为天地初生之始，只是元气浑然一团，无以名之，便尊称为太极。以太极理论为基础，古人创立了宇宙生成论，认为天地万物的形成，大概可分为四个阶段：第一阶段为"无极"时期，没有太阳，没有动静，没有任何物质存在；第二阶段为"太极"时期，产生了原始物质——元气，后分化为阴阳二气，形成了天和地；第三阶段为五行时期，阴阳二气生出五行之气，二五之气精凝聚成为万物形成的物质材料；第四阶段为万物形成阶段，男女禀二五之秀气，成为人类。太极丸主治温病及表里、三焦俱热之证，其临床表现又"不可名状"。古人认为这种难以"名状"病症，如同"太极"阶段，浑浊一体，阴阳不分。正是基于这种思想，古人以太极之理，贯乎于人而组方。药用一浮一沉，一升一降，使人体阴平阳秘，里气交通，表里、三焦之热得以清，无名病状悉以除，其理如同浑浊太极，分化二气，清者上、浊者降一样，因此得方名"太极丸"。由此可以看出，"太极"一词医哲交融，含义极其丰富。太极丸以极其复杂的太极哲理指导具体的组方原则，从而命名方剂。我们无法用几个英文单词，简短翻译出其哲学信息和医学信息，而且"太极"的概念是中国古代哲学独一无二的概念，在世界其他民族语言里（包括英语），无对等语。我们只能音译"太极丸"为"Taiji Pill"。这样的译名简洁，符合名词结构，保证了回译性。如果外国读者对"太极丸"译名中的太极理论文化感兴趣，可以根据汉语拼音，查出汉语"太极"一词，做进一步研究，从而起到了方名文化翻译的效果，传播了中国文化。

3. 乾坤丹

乾坤丹取义《易经》八卦之"乾卦"和"坤卦"名。乾的含义是健，指的是太阳、天、男；坤的含义是顺从，指的是牝马、地、女。乾坤丹由当归、山萸、鹿胶等十多味重要组成。其功效为补肾壮阳，调经种子。该方主治男子肾亏，阳痿遗精，女子月经不调，赤白带下，子宫寒冷。天地合气，命之曰人。乾坤丹治疗不育不孕。正像"太极"一词，"乾"和"坤"二字含义也很丰富，医哲交融，含义深奥，很难简短地意译或直译出其哲学和医学含义，可以将"乾坤丹"音译为"Qian Kun Pellet"。丹剂与丸剂的区别在于丸剂分为大丸（bolus）和小丸（pill），丹剂一般是小丸并且炮制精制，方药较名贵。因此，用"pellet"

一词翻译"丹"。音译方剂名时剂型名一般要译成英文。上述译名不仅简洁，符合名词结构，也保留了方名的回译性。外国读者可以根据译名中的汉语拼音，回译到原汉语方名，了解有关方剂文化词的进一步信息。

（三）音译－意译结合

译名前半部分音译《易经》文化词，后半部分意译医学信息词。音译-意译结合主要用来翻译与《易经》相关的方剂名中前半部分含有《易经》文化词并且无法简短地译出其独特的、含义丰富的文化信息，而方剂名后半部分能够简短地译出方剂医学信息的方剂名。

音译-意译结合翻译的方法也频繁地应用在英译汉中。例如，西药名 lincomycin——林可霉素、clarithromycin——卡拉霉素、miocamycin——欧美卡霉素等，地名 New Dehli——新德里、New Zealand——新西兰、New Orleans——新奥尔良等。方剂名一般也是同名药名。我们可以把音译-意译结合应用在方剂名翻译中。

1. 三才封髓丹

三才封髓丹方名取义于《周易·系辞下》之"有天道焉，有人道焉，有地道焉，兼三才而两之，故六。六者非它也，三才之道也"。"三才之道"就是"天道、人道、地道"。"天道"指日、月、五星和昼夜的运动、推移与变化；"人道"指人们进退、凶吉、动静、善恶的变化；"地道"指刚柔的相推相荡和寒暑、燥湿的推移与变化。后人也把天道、人道、地道理论称作"三才统一观"。三才封髓丹从《易经》天道、人道、地道之"三才"理论，提出方药中有天（天冬）、人（人参）、地（熟地）之名，以顺应天道、人道、地道，分别与人体的上、中、下三位，即上焦的肺、中焦的脾、下焦的肾相对应。该方调此三脏，使上下通畅，泻火滋阴，固精封髓，故名"三才封髓丹"。"三才"是《易经》中特有的多义中国文化词，哲学意义与医学意义交织，很难用几个英文单词译出其深奥多意，因此可以采用音译-意译法，译为"Sancai Marrow-Consolidating Pellet"。用"Sancai"音译出文化词"三才"，以保留传递其文化意义，读者如果对其文化意义感兴趣，可以以汉语拼音回译到汉字"三才"，进一步了解有关信息。意译部分"Marrow-Consolidating"揭示了该方的功效"封髓"，这里的"封"是"固"之意，因此用"Marrow-Consolidating"翻译"封髓"。

2. 丽泽通气汤

"丽泽"一词出自《易经》兑卦的象辞。"兑"为《易经》八卦之一。"兑者，说（悦）也。"兑为泽，泽不能够相重，故称"丽泽"。丽泽就是两泽相连互依。泽以润生万物，万物皆说（悦）。丽泽通气丸主治风寒所致的鼻窍不通，不闻香臭。患者服用该方后，可使鼻窍通气而明辨香臭，两泽相丽，相互滋益。

另外，《说卦》中有"天地定位，山泽通气"之句。因此，本方取名"丽泽通气汤"。由此可见，"丽泽"一词以哲理指导医理、药理，遣方配药，语义复杂，医理、哲理深邃，很难用数个英文单词译出其哲学与医学交融的信息。我们可以应用音译-意译法，将其译为"Lize Qi-Dredging Decoction"。该译名用"Lize"音译文化词"丽泽"，以保留方名中的文化信息，意译部分"Qi-Dredging"揭示了该方的功用"通气"的核心医学信息。如果读者想了解方名中的文化词"丽泽"的有关信息，可以根据汉语拼音回译出"丽泽"汉语二字以进一步学习。该译名简洁明了，符合名词结构，保留方名中"丽泽"文化词，揭示了方剂的主要功效信息。

《易经》作为万经之首、"大道之源"和中医之源，代表中国传统优秀文化之首创文化。中医学的主要内容精气学说、阴阳学说、五行学说、气血津液、藏象学说、经络学说、病因病机、方药诊疗、养生等，在《易经》中都可找到渊源。本讲以与《易经》相关的方剂名的翻译为研究对象，探讨这类方剂名的翻译原则和方法，旨在抛砖引玉，为进一步翻译与《易经》相关的其他中医名词的翻译作尝试。《易经》相关的中医名词，医学与哲学内容交融，哲理与医理相渗透，语义深奥玄秘，晦涩难懂，加上《易经》内容的独创性和民族性，使得这些中医名词翻译难上加难。这需要我们深入学习、研究。同时，考虑到外国读者对《易经》和中国古代文化的了解程度不高，在《易经》的文化翻译上，要循序渐进，逐渐加大文化翻译和传播的步伐。

汉英中医翻译练习

一、请将下列中医句子翻译成英语

1. 石膏味辛、甘，性寒，入肺经、胃经。

2. 利用电耳镜(带光源及放大镜的耳镜)检查，更为方便，并可以看到细微病变。

3. 萎缩性鼻炎是鼻黏膜、黏膜下层，甚至鼻甲骨膜、骨质发生萎缩的疾病。

4. 扁桃体周脓肿发病可分为初期、中期、后期，辨证分型相当于风热犯胃、肺胃热盛、阴虚邪恋证。

5. 儿科问诊，除了对较大儿童直接询问外，还要注意向家长及保育员详细了解患儿的基本情况和发病情况，包括患儿的性别、年龄、病情、发病日期、治疗经过(包括用药史)、个人史、预防接种史及家族遗传史等。

6. 大汗之时忌当风脱衣，否则易受风寒之邪侵袭而致病。

7. 黄色、浅蓝、淡绿，有制恐和利于思维的作用，适用于治疗惊恐、思想不集中等。

8. 遗尿症是指 5 岁以上的儿童不能自主控制排尿，经常睡中小便自遗、睡醒后方觉的一种病症。

9. 阴亏浮肿常见于热病伤阴后阴血未复者，症见四肢轻度浮肿，或低热面赤，手足心热，口干咽燥，神疲，舌绛少苔，脉虚细或代结。

10. 脾胃虚弱乏力表现为形体消瘦，面色萎黄，少气懒言，食欲不振，脘闷纳差，肢软便溏，舌淡嫩，脉虚弱。

二、请将下列中医段落翻译成英语

耳针疗法，是根据一定的选穴原则，在耳郭的特定部位用针刺、埋针、电针等方法刺激相应穴位，使疾病得以康复的一种方法。

耳郭犹如一个倒置的胎儿，各内脏、肢体及其他组织器官，在耳郭上一般都有相应的部位，而耳郭穴位的定位及其名称则多与这一分布相适应，具有一定的规律性。

耳穴(又称"阳性反应点""敏感点""压痛点""良导点"等)具有诊断和治疗疾病的双重价值。耳针的常用方法有埋针法、压籽法、毫针刺法、电针法、温针法等。在中医康复医疗中，常用于治疗各种疼痛性疾病以及多种功能紊乱性疾病，如偏头痛、三叉神经痛、牙痛、坐骨神经痛、高血压病、失眠、失语、肢体麻木、消化不良、胆结石、慢性气管炎、慢性肠炎、慢性盆腔炎、阳痿、绝经期综合征等。

用耳针治疗疾病时，消毒措施应严格，炎症或冻伤部位禁针，有感染迹象应及时处理；有习惯性流产的孕妇禁用；对扭伤及肢体活动障碍的患者，进针后当耳郭有充血发热感时，应适当活动患部，以提高康复治疗的疗效。

第十四讲

模糊学理论在中医翻译中的应用研究

一、引言

模糊学是 1965 年美国加州大学伯克莱分校教授、系统科学家札德（L. A. Zadeh）创立的。他在一篇论文里提出了研究事物模糊性的问题，并且提出了"模糊集合"这个概念，由此便产生了一门新的学科——模糊学。模糊学始于模糊数学，逐渐出现了许多分支，如模糊逻辑学、模糊语言学、模糊语义学、模糊美学等。模糊学影响深远，遍及人文社会科学（包括翻译学）和自然科学。

二、有关模糊学的论述

从语言学的角度来看，英国学者理查兹在他的著作《修辞的哲学》中说："旧的修辞学认为模糊是语言里的一种错误，希望限制它、消除它；新的修辞学则认为它是语言力量的必然结果，是我们大多数重要话语的必不可少的方式。"

说到汉语的特点，法国著名的汉学家葛兰言更是开门见山，一语道破："中国人所使用的语言，是特别为描绘而造的，不是为分类而造的，那是一种可以抒发特别感情，为诗人或怀古家所设计的语言，而不是为了下定义或判断而设计的语言。"

季羡林先生在《文艺理论建设应改弦更张》中对语言的模糊性论述形象而深刻。他认为，汉语区别于西方印欧语系语言的根本之处在于其模糊性。模糊能给人以整体概念和整体印象。这样，在欣赏文学作品时，每个读者都有发挥自己想象能力和审美能力的完全自由。海阔天空，因人而异，每个人都能得到自己那一份美学享受。原文越是模糊朦胧，则译文越可丰富多彩。从这个意义上可以说，翻译是一种模糊艺术。

中医建立在中国古代文化的基础上。中医集古代中国文化之大成。在谈到文化时，杨振宁先生曾经说："中国文化是向模糊、朦胧及总体方向走，而西方文化是向准确而具体的方向走。"语言反映文化，语言是文化的载体。翻译是两种语言和两种文化之间的转化。因此，在中医翻译时，我们一定要牢记中西语言和中西文化的这些总体差异，正确运用模糊学的理论，恰当使用模糊语言，才可能将中医翻译处理得好。

三、模糊学理论在中医翻译中的应用

模糊学理论主要应用在含义模糊、晦涩难懂、不符合现代医学知识的中医理论材料方面。本讲将从六个方面进行阐述。

（一）"A 开窍于 B"

中医基础理论中有"心开窍于舌""肝开窍于目""肺开窍于鼻""脾开窍于口""肾开窍于耳及二阴"等之说。所谓的"心开窍于舌"是指心经的别络上系于舌，通过察舌等可猜知心与血的状况。例如，心功能良好，血液充盈，则舌质红活；心血不足，则舌质淡白等。"肝开窍于目"是指目的视觉功能主要依赖肝之阴血的濡养，肝的经脉又上络于目系。例如，肝血不足可出现视物模糊、夜盲等。"肺开窍于鼻"是指鼻的通气和嗅觉功能主要依赖于肺气的作用。肺气通利，则呼吸通畅，嗅觉灵敏；肺气不利，则嗅觉不灵等。"脾开窍于口"是指脾气健旺，则食欲旺盛，口味正常；脾失健运，则食欲不振，口中乏味等。"肾开窍于耳及二阴"是指耳的听觉功能依赖于肾精的充养。肾精充足，则听觉灵敏；肾精不足，则出现耳鸣、听力减退等。二阴指前阴和后阴。前阴包括尿道和生殖器。尿液的贮存和排泄虽是膀胱的功能，但需经肾的气化作用才能完成。因此，尿频、遗尿等尿疾多与肾功能失常有关。后阴是指肛门。大便的排泄虽由大肠所主，但也与肾有关。肾阴不足可导致肠液枯涸而便秘等。

综上所述，所谓的"A 开窍于 B"是在古代缺乏解剖学知识的情况下，古人的"由外察里"的一种思维方式。目前许多词典里那样将上述五句分别直译为"The heart has its opening on the tongue.""The liver has its opening on the eyes.""The lung has its opening on the nose.""The spleen has its opening on the mouth.""The kidney has its opening on the ears, urinogenital orifice and the anus."这既不符合现代医学医理，也无法体现其医学所指。

因此，对这样的中医材料，我们采取模糊翻译法，概括出其大致的医学含义，这对于一个外国读者来说就足够了。我们可以把"A 开窍于 B"译成"A is exterior-interiorly related to B"，将以上五句分别模糊地翻译为："The heart is exterior-interiorly related to the tongue.""The liver is exterior-interiorly related to the eyes.""The lung is exterior-interiorly related to the nose.""The spleen is exterior-interiorly related to the mouth.""The kidney is exterior-interiorly related to the ears and urinogenital orifice and the anus."

(二)"A 与 B 相表里"

中医理论里有"心与小肠相表里""肺与大肠相表里""脾与胃相表里""肝与胆相表里""肾与膀胱相表里"等之说。

根据中医基础理论,"心与小肠相表里"是指心手少阴之脉属心,下络小肠,小肠手太阳之脉属小肠,上络于心,两者构成表里关系。心与小肠的内在联系,表现在病理上较为明显。例如,心经有热,可移热于小肠,出现尿少、尿赤、尿少等小肠实热的病症;小肠有热,亦可循经上熏于心,出现心烦、口渴、口舌生疮等心火内炽的病症。治疗均可采用清心利尿的导赤散。

"肺与大肠相表里"是指肺与大肠通过其经脉的相互络属构成表里关系。肺气肃降,则大肠之气随之而降,传导功能正常,大肠排便通畅;而大肠传导正常,腑气通畅,亦有利于肺气肃降。在病理上,肺失肃降,津液不能下达,可影响大肠传导功能而引发大便困难;大便秘结,腑气不通,又可影响肺气肃降而喘咳胸闷。在治疗上,大便秘结常加桔梗、杏仁等宣降肺气、滋润肺阴之品;肺闭实喘,有时可用通利大便之药。

"脾与胃相表里"是指脾胃同居中焦,有经脉相互络属,构成表里关系。胃主受纳,脾主运化,脾为胃行其津液;胃气宜降,脾气宜升;胃喜湿恶燥,脾喜燥恶湿,两者一升一降,一湿一燥,分工协作,完成饮食消化、吸收与水谷精微传输。在病理上,两者亦相互影响。如脾土虚寒,常同时兼有胃阳不足,中医常称之为"中焦虚寒",治疗亦脾胃同治,如温中散寒。

"肝与胆相表里"是指肝与胆有经脉相互络属,构成表里关系。肝主疏泄,其余气生成胆汁。胆附于肝,主胆汁的贮存和排泄。肝疏泄功能正常,胆汁才能正常分泌、贮藏与排泄;胆汁排泄无阻,肝才能发挥其疏泄功能。在病理上,肝病常影响到胆,胆病亦常累及肝,终则肝胆同病,如肝胆郁热、肝胆湿热等。治疗则肝胆同治,如疏肝利胆、清利肝胆湿热等治法。

"肾与膀胱相表里"是指肾与膀胱有经脉相互络属,配为表里关系。肾司开阖,为主水之脏。膀胱主贮存、排泄尿液,为主水之腑。膀胱功能正常与否与肾气盛衰密切相关。肾气不足,开阖有度,则膀胱贮尿、排尿功能正常。如肾气不足,膀胱固摄无权,可见小便失禁或遗尿;肾虚气化无力,膀胱排泄功能发生障碍,则见小便不利或尿闭。治疗多从补肾入手。

综上所述,所谓的"A 与 B 相表里"其实是揭示脏腑之间由于经脉的相互络属而存在的生理、病理上的内在联系。其医学内涵丰富,但与现代医学知识有出入。因此,我们可以将"A 与 B 相表里"模糊翻译为"A is internally associated with B"。因而,心与小肠相表里""肝与胆相表里""脾与胃相表里"

"肺与大肠相表里""肾与膀胱相表里"等可模糊翻译为"The heart is internally associated with small intestine." "The liver is internally associated with gallbladder." "The spleen is internally associated with stomach." "The lung is internally associated with large intestine." "The kidney is internally associated with urinary bladder."等。

（三）"A，其华在 B"

中医基础理论中有"心，其华在面""脾，其华在唇""肾，其华在发"等之说。根据中医基础理论，"心，其华在面"是指面部血管丰富，面部色泽能反映心功能状态。我们可以通过观察面色猜知心与血的状况。例如，心功能良好，血液充盈，则面部红润光泽；心血不足，则面色苍白等。

"脾，其华在唇"是指脾气健旺，则食欲旺盛，口味正常，口唇红润光泽。脾失健运，则食欲不振，口中乏味，口唇色淡或萎黄不泽。湿邪困脾，可引起口腻、口甜等。

"肾，其华在发"是指发的营养源于血，但其生机源于肾。因为肾藏精，精能化血，经血旺盛，则毛发壮而润泽，即所谓"其华在发"。

综上所述，所谓的"A，其华在 B"就是通过观察外部的部位来猜知内部器官组织的生理病理状况。同样，"A，其华在 B"的医学内涵深刻丰富，但与现代医理有异。可以用模糊翻译法将"A，其华在 B"翻译为"A manifests itself on B"。以上的"心，其华在面""脾，其华在唇"和"肾，其华在发"等可分别模糊翻译为"The heart manifests itself on the face." "The spleen manifests itself on lips"和"The kidney manifests itself on the hair"等。

（四）"……（之）海"

中医基础理论里有"四海"：血海、髓海、气海、水谷之海，分别指冲脉、脑、膻中（穴位名）和胃。所谓的"血海"是指冲脉有总领和调节十二经脉气血的作用，故有"十二经脉之海""血海"之称。所谓的"髓海"是指脑位于颅腔内，由髓汇集而成，故《灵枢·海伦》说："脑为髓海。"所谓的"气海"是指位于任脉的穴位膻中，为宗气汇聚发源之处，故称"气海"。所谓的"水谷之海"是指饮食入口，经过食道，容纳于胃，胃腐熟水谷，故称胃为"水谷之海"。

综上所述，所谓的"……（之）海"，实则是某个部位的别称。例如，血海就是冲脉，把"血海"译成冲脉"Thoroughfare Vessel"即可。两套译名标准化方案把"血海"字面对译成"blood sea"，可以说，译得很"血腥"。同样，"髓海""气海""水谷之海"分别直接翻译成"brain""Danzhong""stomach"即可。由于中西医的差异，"……（之）海"并无实质意义，外国读者也未必要了解这些，我们也不必译出来，译出来反而不利于中医的国际形象。

（五）"A 为 B 之府"

中医基础理论里有"腰为肾之府""脑为元神之府"之说。所谓的"腰为肾之府"是指肾位于腰部，腰是肾精所覆盖的区域。所谓的"脑为元神之府"是指脑主管全身高级中枢和神经机能活动。元神指广义的神。由此可以看出，"腰为肾之府"和"脑为元神之府"并无实质性的医学含义。中医里这样的语句很多，我们建议不要翻译，不译可能比译好，至少不译读者不会糊涂。

（六）"A 为 B 之余"

在没有解剖试验基础的情况下，中医里的"齿为骨之余""爪为筋之余""发为血之余"等之说都是由外察里的中医思维模式，也就是说，通过观察牙齿、爪和发的生长状况，察知骨、筋和血的状况。因此，可以模糊地把"A 为 B 之余"译成"A is the outward manifestation of B."那么，"齿为骨之余"可以成"The teeth are the outward manifestation of the bones""爪为筋之余"可以译成"The nail is the outward manifestation of the tendons.""发为血之余"可以译成"The hair is the outward manifestation of blood."

四、结语

以上通过对六个方面的具体实例来探讨模糊学理论在中医翻译中的应用。由于英汉语言的差异、中西文化的不同，以及中西医迥异的医学体系，我们在进行中医翻译时切忌一味地追求对语言形式的对应和字面语义的直译，应该积极尝试运用模糊学理论，大胆用模糊翻译法，对中医材料进行翻译处理，以取得较好的翻译效果。

汉英中医翻译练习

一、请将下列中医句子翻译成英语

1. 白及味苦、甘，性凉，入肺经。

2. 咽鼓管通气检查是将空气经咽鼓管压进鼓室，以检查咽鼓管是否通畅。

3. 萎缩性鼻炎发病与气候及外界环境关系密切，多发生于秋冬季，在部分寒冷干燥地区发病率较高，温度异常或空气飘尘增多亦可引起疾病。

4. 鼻咽癌为我国多发肿瘤之一，发病率以广东省最高，其次为广西、湖南、福建等省。

5. 小儿脉诊常采用一指定三关的方法，即医生用食指或拇指轻按、中度用力按和重按压寸、关、尺三部，分辨脉象变化。

6. 季节对五脏、经络腧穴有直接的影响，不同脏腑经络在不同季节会出现气血偏旺的情况，如"肝旺于春""心旺于夏""脾旺于长夏""肺旺于秋""肾旺于冬"。

7. 大便经常秘结不畅，会导致浊气上扰，气血逆乱，脏腑功能失调，产生或诱发多种疾病。

8. 脑积水是指脑脊液容量增加，导致颅内压增高的一种疾病，临床以头颅增大，前囟、颅缝开解为特征。

9. 阴阳两虚高血压表现为头目昏花，行走如坐舟车，面白少华，间有烘热，心悸气促，腰膝酸软，夜尿频多，或有水肿，舌质淡嫩，脉沉细或紧。

10. 中医将中风分为"中经络"和"中脏腑"两大类，前者一般无神志改变，后者常有神志不清，病情较重。

二、请将下列中医段落翻译成英语

头针疗法是在头部的特定区域进行针刺，以治疗疾病或促使患者身心康复的一种方法。

头针刺激的特定区域，是在大脑皮质功能定位理论的基础上确定的。为准确地划定头针刺激区，首先必须确定头部前后正中线和眉枕线两条标准定位线，在此基础上才可分别确定出具体的刺激区域。头针刺激区的划分，一般需用软尺测量，熟练后可凭经验定位，对不同年龄、头型的患者，也可采用手指同身寸测量法，一般成人中指中关节骨一寸为 2~2.5 cm。头针刺激区的划分确定较为严格，各刺激区临床主治疾病针对性较强，在中医康复治疗中，必须一一掌握，正确使用。

头针疗法，在刺激区的选择方面，对单侧肢体疾病，多选用病肢对侧刺激区；对双侧肢体疾病，多选用双侧刺激区等。头针捻针的速度宜快(每分钟200 次左右)，捻转幅度宜大。捻针及留针时，让患者(或帮助患者)活动肢体，加强锻炼，有助于增强疗效。

头针法主要适用于脑源性疾病(如半身不遂、失语、口眼歪斜、耳鸣、麻木、眩晕、舞蹈病等)的康复。此外，头针对治疗心血管疾病、消化系统疾病、多种神经痛以及遗尿等也有较好的疗效。

头部因长有头发，容易感染，故行头针时应严格消毒。中风患者在急性期不宜使用头针；伴有高热、心力衰竭者，也不宜使用头针。此外，头针刺激量较大，尤应防止晕针，头皮血管丰富，容易出血，起针时要用棉球按压。

第十五讲

中医经典翻译："深度翻译"也有"度"

"深度翻译"是美国普林斯顿大学哲学教授夸梅·安东尼·阿皮亚（Kwame Anthony Appiah）首次引入翻译理论研究的。1993 年他发表了一篇题为《深度翻译》的论文，提出了深度翻译理论。阿皮亚认为："……以评注或附注的方式力图把译文置于深厚的语言和文化背景中的翻译，显然有实行的价值，我一向把这种翻译称为'深度翻译'"。深度翻译属于跨文化交际范畴，其核心是为读者提供评注、附注、注释等材料，以引导读者比较不同文化的差异，更好地理解原语国家的文化。

随着深度翻译在不同领域翻译实践中的应用，有些译者对深度翻译的"深度"有了不同程度的拓展。例如，文树德在翻译《黄帝内经》时，不再限于评注和脚注，在他的译文中可以看到，法国文学理论家热奈特的副文本理论也被引入深度翻译范畴，标题、封面、序言、后记、注释、脚注、目录、绪论、参考文献等也成为作者、文本与读者交流的重要形式，成为深度翻译的组成部分。

下面，我们就深度翻译在文树德《黄帝内经》英译本中有关问题进行几点思考。

一、过多地使用脚注

2019 年 5 月，南京中医药大学蒋辰雪博士在《中国翻译》杂志发表了题为《文树德＜黄帝内经＞英译本的"深度翻译"探究》的文章。文章对文树德翻译的《黄帝内经》译本中大量使用脚注、括号、参考文献等多种形式进行"深度翻译"大加赞赏。根据蒋博士统计，文树德《黄帝内经》译本共计应用了 5912 条脚注，其中《六元正纪大论篇第七十一》一章就有脚注 669 条。而且有近半数版面里每页脚注的篇幅长度超过译文本身。

适度而必要的脚注对于读者来说，有助于理解原文，但过多地运用脚注，会分散读者对主体文本译文的关注，使读者思路碎片化，冲淡了对译本主题的把握。另外，有些脚注是没有必要的。例如，《素问·阴阳应象大论》中原文句子"岐伯曰：能知七损八益，则二者可调……"文树德译文（Qi Bo："If one knows of the seven injuries and eight benefits, then the two can be harmonized…"）中第82条脚注英文长达480多个单词，而原句译文只有18个单词，显得很不协调。冗长的脚注不厌其烦地解释中医学中的数字文化：《黄帝内经》认为男子和女子生理周期变化分别以八和七的倍数年龄发生。另外，脚注介绍了历代医家王冰、张介宾、李中梓、张志聪、丹波元简（日本人）等对"七损八益"的不同见解与分歧，甚至还谈到了马王堆出土的资料中认为"七损八益"为房中术等。中医中同一个概念或理论有多个不同见解者不少，这也许就是所谓"各家学说"存在之道也。

尽管有许多分歧，中医中同一个概念或理论一般有一个趋同认识。例如，对"七损八益"含义，一般趋向于认为是指古代房中术里七种有害情况和八种有益方法。因此，考虑到外国读者对中医了解程度的有限，我们没有必要，也不应该给他们讲这么多。试想想，就是国内中医人士，又有多少知道不同医家对"七损八益"的不同解释？

再譬如，关于"命门"一词有多种不同解释。《黄帝内经》认为命门指眼睛；《难经》认为命门是右肾；明代赵献可则认为命门位于两肾之间。但人们趋向于认为命门就是肾，命门火就是肾阳。因而，我们在翻译命门火衰时即可译成"kidney yang deficiency（肾阳衰）"。没有必要在译文中加脚注，说明人们对命门的不同解释，外国读者没有必要了解这么多，了解得多反而对中医形象不好，认为中医名词含义不确定、不统一。

因此，对于中医里本身有争议的概念、理论等，我们还是要采取淡化处理办法，不翻译可能比翻译加脚注效果更好。否则，会令外国读者怀疑中医的科学性和规范性。文树德《黄帝内经》译文的脚注里，有不少类似于上例脚注译文。必要的，有利于正确理解原文。有利于消除文化差异的脚注译文是有必要。其他脚注未必有必要，尽量少些，以有利于译文阅读的连贯和顺畅。

二、过多使用括号

体现文树德《黄帝内经》译本中的深度翻译的另一个标志是译文中大量使用括号。据蒋辰雪博士统计，文树德译本中共使用大括号、中括号、小括号、尖括号、反式尖括号、双层大括号、空白中括号等七种括号形式。其中共计使用各种括号24867次。文树德这种文献式、学究式，甚至近乎考古式的态度和精神值得称道，那些有利于正确理解原文、消除跨文化交际障碍等的括号标注是必要的。

有些括号标注显然不需要。让我们先分析一下英汉语言特征。英汉语言的一大差异是汉语重意合，英语重形合。汉语句子，只要上下文意思明确，句子的主语、宾语等成分，以及表示前后句之间逻辑关系的关联词都可以省略。古汉语句子在这方面表现得尤为突出。相反，英语重形合，句子的主语、宾语等成分以及表示句子前后逻辑关系的关联词不能省略。因此，把汉语译成英语时，应该译出省略的句子成分和表示句子间逻辑关系的关联词，以符合英语重形合的语言习惯。举例如下。

原文："风寒入侵，本应恶寒发热而无汗，今反汗出，《伤寒论》称其为营卫不和。"

译文："（When）wind and cold invade（the body），（the patient）is supposed to suffer from aversion to cold，fever without sweating.（However），（the patient）sweats in this case. This is called "disharmony of nutrient qi and defense qi" in Shang Han Lun."

例文汉语为一个句子，前后逻辑关系为转折。按照英语词法和句法的要求，原文句子译成英文变成三句。第一个分句前半部分又是一个时间状语从句。首先，汉语句子省略了两个表示这些前后关系的连接词。另外，汉语句子省略了两个主语和一个宾语。在翻译成英文时，要补充省略的括号里的这些成分。这种因汉语重意合而省略的句子成分和关联词，在译成英语时，补充上汉语省略部分的译文，为了满足英语重形合的要求，根本不需要加上括号。文树德《黄帝内经》英译本使用括号标注的例子很多，实属不需要。

譬如，《黄帝内经》第一章《素问·上古天真论》中"……饮食有节，起居有常，不妄劳作……"这句，翻译成白话文意思为"饮食有节制，起居有规律，不过分地劳心劳力。"文树德译文"[Their] eating and drinking was moderate. [Their] rising and resting had regularity. They did not tax [themselves] with meaningless work."译文三处使用了中括号，标注补译原文省略成分，这都是汉语重意合，英语重形合的原因所致，事实上并不需要使用括号标注。试将句子改译为"People should eat and drink moderately，live a regular life and do not overstrain themselves mentally and physically."

译文中适度使用括号有利于理解原文、补充必要信息，有利于跨文化交际。过多地使用括号，有不少副作用。大量频繁使用括号会造成严重的阅读障碍，打破了译文的连贯性，打断了读者的思路，严重影响了读者的阅读兴趣，增加了读者的阅读负担。读者阅读充满了各种括号标注的译文，犹如驾车在百米路段遭遇十多处减速带一般。文树德译本中共计使用了24867次括号标注，阅读译本时，读者所遇到的体验可想而知。

最后，要补充说明一下中医经典著作中各篇章标题翻译中存在的问题。一位学者在翻译《黄帝内经·素问》各篇章（共计 81 条标题）时，都采用音译加意译的办法。例如，将"上古天真论篇第一"译为 "Chapter 1 Shanggu Tianzhen Lunpian：Ancient Ideas on How to Preserve Natural Healthy Energy"。这种音译加意译的学术态度十分严谨。音译能保持篇章标题的回译性，即读者可以根据拼音，查到原篇章标题，不至于造成混乱，回译不到原篇章标题上。意译揭示了原章节标题的含义，便于读者理解，可谓是两全其美。但是连接前后音译和意译篇章标题的标点符号却为冒号，这似乎不妥。英语标题中出现冒号，一般是连接主标题和副标题的标志。主标题说明主题，副标题揭示实质内容，是标题的核心。出现在上述的"Chapter 1 Shanggu Tianzhen Lunpian：Ancient Ideas on How to Preserve Natural Healthy Energy"篇章标题中，冒号前后并非主标题和副标题之分，而是两种译法，实为并列关系。按照英语规范，应该把冒号改成小括号，即"Chapter 1 Shanggu Tianzhen Lunpian（Ancient Ideas on How to Preserve Natural Healthy Energy）"。这里使用小括号连接前后两部分的音译和意译标题，再恰当不过，完全符合英语习惯。

三、过多使用参考文献

过多使用参考文献，扩大参考文献用途是文树德《黄帝内经》译本中"过度翻译"的另一独特体现。文树德把参考文献作为文本外的"深度翻译"，译本中参考文献的内容包括字典、百科全书、专著、文章等，涉及译文参考的现代论文 3000 多篇，注释专书 600 余部。另外，文树德把参考文献的全文及注释引用的中国传统经典段落刻录在 CD 光盘上，装在书中免费赠送给读者。

参考文献的主要作用是标注文章引文出处。文树德这种扩大参考文献用途的做法已经超出了传统参考文献的作用，实则成了读者"深度学习"的引导，成了学习译文文本的补充读物和学习辅导资料。这种使用参考文献的做法对读者也许有益，但从翻译学来讲，它不属于翻译范畴，也不属于"深度翻译"。

四、"深度翻译"也有"度"

凡事都有度，物极必反。适度地使用脚注、注释、括号标注等形式是必要的、有益的。另外，译本不是学习辅导书，不是教学参考书，译本就是译本。最后，从翻译学信息密度理论来看，文树德的有些深度翻译方式也欠妥。翻译学翻译信息密度理论认为，翻译信息密度等于原文词的意义单位（实词）字数除以译文词的意义单位（实词）字数。信息密度标准可分为三个档次：A，0.5；B，0.25；C，0.1。最佳的信息密度应不低于 0.5，低于 B 档应该反复推敲，考虑重译，低于 C 档不能采用。由于过度使用"深度翻译"，使得译文过长，按照这个标准，文树德深度翻译译文不少地方需要重新考虑。

文本翻译好才是真的好。无论是当代文学翻译，还是中医经典翻译，翻译还是要从文本翻译上下功夫，要从两种语言，两种文化上下功夫。对比两种语言文化差异，从翻译技巧等方面突破，加上适度的"深度翻译"，实现跨文化交际，方可达到理想的翻译效果。

汉英中医翻译练习

一、请将下列中医句子翻译成英语

1. 冬瓜味甘、淡，性凉，入肺经、大肠经、小肠经、膀胱经。

2. 听力检查对耳部疾病的诊断和治疗极为重要，宜在安静、无噪音的环境中进行。

3. 变应性鼻炎即变态反应性鼻炎，以前称为过敏性鼻炎，是发生在鼻黏膜的变态反应性疾病。

4. 鼻咽癌的病因目前尚不明确，可能与环境致癌因素、病毒因素和遗传因素有关。

5. 夏日主火，心为火脏，主神志，故暑气容易内应于心，致使心火上炎而出现烦躁易怒、焦急、不安、失眠等症状。

6. 按诊包括按压和触摸头囟、颈腋、四肢、胸部、腹部等，其中尤以按头囟和腹部较为重要。

7. 中国的地理环境具有东方多湿、南方多热、西方多燥、北方多寒的特点。

8. 情绪、房事、运动对小便也有一定的影响，要保持情绪乐观、节制房事和适当运动锻炼。

9. 痿证是指肢体筋脉弛缓，软弱无力，日久因不能随意运动而致肌肉萎缩的一种疾病。

10. 体针疗法是按经络循行的途径，选择适当的穴位，用各种针具进行刺激，以促使患者身心康复的中医疗法。

二、请将下列方剂中的"证治解析""方义解析"和"加减变化"三部分段落翻译成英语

九味羌活汤

方源 张元素方，录自《此事难知》。

组成 羌活、防风、苍术各6 g，细辛2 g，川芎、白芷、生黄、黄芩、甘草各3 g。

用法 水煎服。

功用 发汗祛湿，兼清里热。

主治 外感风寒湿邪，兼有里热证，表现为恶寒发热、肌表无汗、头痛项强、肢体酸楚疼痛、口苦微渴、舌苔白或微黄、脉浮。

证治解析 本方为治外感风寒湿邪，兼有里热证的常用方。风寒外束肌表，见恶寒发热、无汗、头痛项强；湿邪郁滞经络，气血运行不畅，故肢体酸楚疼痛；里有内热则口苦微渴。治当发散风寒湿邪，兼清里热。

方义解析 方中羌活辛温芳香，其性上行，善解表寒，祛风湿，利关节，止痹痛，为治风寒湿邪之君药。防风祛风除湿，散寒止痛，为风药中之润剂；苍术辛苦温燥祛湿，两药共助羌活散寒、除湿、止痛，为臣药。细辛、白芷散寒、祛风、止痛，川芎上行头目，助血行以止痛，生地黄凉血、黄芩清热，可防诸药辛温燥烈，共为佐药。甘草调和诸药为使。诸药配伍，散表之寒湿，清里之内热，共成发汗祛湿、兼清里热之剂。

配伍特点 一是解表升散药和清里热药同用，共达发汗祛湿，兼清里热之效；二是药备六经，体现了分经论治的基本结构。全方解表清里，六经合用，灵活权变可通治四时外感疾病。

临床运用

1. **辨证要点**：临床应用以恶寒发热、头痛无汗、肢体酸楚疼痛、口苦微渴为辨证要点。

2. **加减变化**：对无口苦微渴者，当去生地黄、黄芩；对上半身痛剧者，则可倍用羌活，以加强通痹止痛之力；对头痛明显者，视其部位加重引经药的用量；对湿重舌苔白腻者，去滋腻之生地黄，重用苍术或加枳壳、厚朴以行气化湿。

3. **现代应用**：用于治疗感冒、流行性感冒属外感风寒湿邪，兼有里热证候者；加减后可治疗风湿性关节炎、偏头痛等病。

4. **注意事项**：方中辛温燥烈之剂较多，故风热表证及阴虚内热者不宜使用。

第十六讲

从针灸穴位名称翻译之争看中医文化翻译

一、引言

20世纪70年代，随着中国针灸麻醉术的研究成功，中医的这种古老针刺疗法很快得到了国外的认可。目前，针灸疗法已传播到世界上许多国家和地区，已被许多国家政府认可，成为这些国家的合法疗法。

由于针灸穴位名称古奥玄密，含义丰富，长期以来，对其翻译是一个非常棘手的问题。随着全世界对中国针灸的重视和认可，WHO在20世纪80年代委托西太平洋地区，研究制定国际标准化针灸穴位名称。

经过近10年的努力，1991年，WHO出台了《针灸穴位名称的国际标准化方案》。该方案规定，针灸穴位名称统一采用汉语拼音，并附加国际代码。例如，"涌泉"翻译为"Yongquan（Kid. 1）"。其中，" Kid. "为肾经"肾"的英文"kidney"的缩写，"1"表示该穴位为肾经的第一号穴位。这种简明易记而实用的穴位翻译方法受到了广泛的欢迎，从此以后一直被国际针灸界沿用，对针灸的对外传播起到了非常积极和重要的作用，从而结束了针灸穴位名称翻译的混乱局面。

二、对针灸穴位名称的国际标准化方案的反对声音

近年来，不时有国内外专家学者（特别是中医专家学者），著书立说，发表论文，提倡意译中医针灸穴位名称。他们认为，音译的穴位名词有以下弊端。

首先，读者无法根据穴位的名称了解相关穴位的位置特点、主治内容和用法要求等信息。这些学者认为代码译法使得穴位名称的文化、生理和诊治意义丧失殆尽。例如，"睛明"穴的名称含义为此穴位主治眼部疾病，确保眼睛明亮。按照这些学者的意见，"睛明"穴应该意译为"Bright Eyes"。另外，国外著名的中医翻译专家魏遒杰（Nigel Wiseman）也是意译穴位名称的积极倡导

者。在他编写的 *A Practical Dictionary of Chinese Medicine*（《实用英文中医辞典》）中，对所有的针灸穴位名称都作了意译。

其次，这些学者认为，由于汉语穴位名称存在着较多同音字，也使得有些穴位名称的音译有些混乱不清。他们列举了三组例子为证："伏兔"与"扶突""腕骨"与"完骨"以及"中渚"与"中注"。

以上是主张意译针灸穴位名称学者的主要观点。我们如何看待这些观点呢？

首先，让我们看一组这些学者意译的穴位名称：

日月——Sun and Moon.

承山——Mountain Supporter.

太渊——Great Abyss.

风市——Wind Market.

库房——Storehouse.

云门——Cloud Door.

其中，"风市"为胆经穴位，是疏散风邪的主要穴位。将其意译为"Wind Market"会使外国读者不知所云，怎么还有"风的市场"？太渊为肺经穴位，因此处脉气旺盛如深渊，故名"太渊"。将其意译为"Great Abyss"（大深渊），外国读者能明白其深刻含义吗？"云门"为肺经穴位，位于胸上部，如肺气出入的门户，故名"云门"。"云"实际指肺气。将"云门"意译为"Cloud Door"显然也无法揭示其真正含义。从以上意译的穴位名称可以看出，意译针灸穴位名称并不能向读者传递穴位名称的真正生理、解剖和主治等意义，更无法说明穴位名称的深邃的中医文化内涵。相反，这些意译的名称反而使外国读者无法理解，如读天书，甚至有滑稽可笑之感。这与 WHO 出台的简洁、明了、实用的方案比较，有着一定的差距。

由于针灸穴位的命名体现着典型的中国文化特色，穴位名称含义丰富，命名规则非常复杂。有以星象命名，以示直观；有以天象命名，以表曲折漫回；有以山脉走势命名，以喻主治；有以沟壑谷渎命名，以明形位；有以道路冲市命名，以明出入；有以宫府殿堂命名，各有所喻；有以庭廊房屋命名，寓意别异；有以户门牖窗命名，类比形象。

面对如此复杂的穴位名称，就是国内的中医专业人士，也未必知晓多少，更不用说是外国人。因此，在意译穴位名称的过程中，出现翻译错误屡见不鲜。在国内外的出版物中，可以看到，"人中"被译成"Middle of Man"（人的中间）、"缺盆"被译成"Empty Basin"（空脸盆）、"少商"被译成"Young Merchant"（年轻的商人）等。

其实,这里的"少商"中的"商"跟"商人"没任何关系。它是中医五行学说里的五行"木、火、土、金、水"配中国古代音乐中的五音"角、徵、宫、商、羽"的配属关系。"商"在五行中属金,属肺经(肺在五行中属金)。少商为肺经的最后一个穴位,其气少而不冲,故名"少商"。如此复杂和深刻的含义要用几个英语单词翻译成一个名词几乎不可能。

至于提倡穴位名称意译的第二个原因,这些专家认为,由于汉语存在着较多同音字,使得有些穴位名称的音译有些混乱不清。虽然汉语中存在大量的同音词,但在 361 个针灸穴位名称中,同音的也只有以上意译穴位名称的倡导者用来支持自己观点的 3 组例子。而且,虽然汉语拼音相同,由于分属于不同的经脉,在用国际化标准方案标记时,根本就不存在所谓的混乱不清。例如,"伏兔"属胃经第 32 号穴位,标记为 Futu(ST. 32),而"扶突"属大肠经第 18 号穴位,标记为 Futu(LI. 18);"腕骨"属小肠经第 4 号穴位,标记为 Wangu(SI. 4);而"完骨"属胆经第 12 号穴位,标记为 Wangu(GB. 12);"中渚"为三交经的第三个穴位,标记为 Zhongzhu(TE. 3),而"中注"属肾经第 15 号穴位,标记为 Zhongzhu(Kid. 15)。

三、针灸穴位名称翻译:医学翻译?文化翻译?

那么,针灸穴位名称的本质是什么?对于外国中医针灸人员来说,他们所关心的是哪个穴位在什么部位?治什么病?就像什么药治何种病一样,掌握这些信息就足够了。穴位名称只是个符号而已。这就好比家长给孩子起名,家长也许给孩子的姓名赋予了一定的含义,但对于其他人来说,姓名只是孩子的代号而已。其作用仅仅是用以区别其他孩子。

从以上的例子可以看出,将针灸穴位名称的文化意义翻译出来,一是很难达到译名简洁明了,二是将穴位名称的文化含义翻译出来,反而会误导影响读者对穴位有关信息的吸收。毕竟,中医是一门自然科学和医学科学。尽管中医学是建立在中国古代文化的基础上的,但在翻译时,我们一定要首先强调医学信息的传递,文化翻译属于中医翻译中的淡化翻译。在大多数情况下,为了译名简短,只能淡化,甚至放弃对其文化信息的翻译。

WHO 制定的《针灸穴位名称标准化方案》简洁、实用、易记、科学。经过 20 年的使用,该方案已被海内外广大中医界人士接受。作为一个世界性的卫生管理和学术组织,WHO 能为传统的医学——中医,制定标准化针灸名称方案,这是我们应该十分荣幸的一件事。我们应积极推广使用这个标准化方案,不应该否定它而倡导意译针灸穴位名称。

汉英中医翻译练习

一、请将下列中医句子翻译成英语

1. 半夏味辛，性温，有毒，入肺经、脾经、胃经。

2. 语音测试可测定患者对语音的听敏度，以估计听觉减退的程度。

3. 变应性鼻炎常见的证型有风寒犯胃、肺气内蕴、肺脾气虚和肾阳虚弱等。

4. 鼻咽部位置隐蔽，同时鼻咽癌的早期症状比较复杂，必须提高警惕，重视临床症状，才能早期发现，及时治疗。

5. 中医养生的一个基本要求是"起居有常"，即起居作息、日常生活要有规律，这是强身健体、延年益寿的重要原则。

6. 许多疾病的发生与遗传有关，应询问家庭成员（尤其是直系亲属）的健康情况，有无家族性或遗传性疾病史，如支气管哮喘、血友病、智能低下等，有无近亲结婚。

7. 地域不同，人的体质和易患疾病也不一样，要根据日常养生、疾病康复的具体情况，做出不同的处理方法。

8. 性功能是人的本能，只有本能得到充分发扬，人体必须遵循的"物质－功能"互为因果的生物机制才能得到平衡。

9. 脑性瘫痪是胎儿期及婴儿期较为常见的一种中枢神经系统病残或伤残综合征。

10. 毫针法是针刺治疗中常见的工具，具有调整脏腑功能、调节气血运行、镇痛、镇静等作用。

二、请将下列中医段落翻译成英语

五禽戏

五禽戏是一种模仿虎、鹿、熊、猿、鸟五种禽兽动作的古典体操，自古至今一直是中国人防病治病、延年益寿的方法。

虎戏：即模仿虎的形象，取其神气、善用爪力合摇首摆尾，鼓荡周身的动作。练习时要求意守命门，有益肾强腰、壮骨生髓的作用，可以通督脉、祛风邪。

鹿戏：即模仿鹿的形象，取其长寿性灵、善运尾间的动作。练习时要求意守尾闾，可通经络，行气血，舒展筋骨。

熊戏：即模仿熊的形象，取其体笨力大、外静而内动的动作。练习时要求意守中脘（脐内），着重于内动而外静。

猿戏：即模仿猿的形象，取其机警灵活、好动无定的动作。练习时要求意守脐中，以求形动而神静。

鸟戏：又称鹤戏，即模仿鹤的形象，动作轻翔舒展。练习时要求意守气海，可以调达气血，疏通经络，活动筋骨关节。

五禽戏既有形体动作，又要求排除杂念，意守丹田及呼吸配合，能调理阴阳，流通气血，扶正祛邪，故有较好的养精神、调气血、益脏腑、通经络、活筋骨、利关节的作用。临床上将其用于偏瘫、截瘫、痹症、痿证、骨质疏松、震颤麻痹综合征等患者的康复。

第十七讲

"东方情调化翻译"在两套中医名词术语英译标准化方案中的应用研究

中医翻译在走过漫长的道路之后，终于在 2007 年和 2008 年迎来了两套译名标准化方案：WHO 西太区的《传统医学名词术语国际标准》(主要为中医译名)和世界中医药联合会的《中医基本名词术语国际标准》。这两套译名标准化方案是中医翻译和中医对外交流史上的一个重要的里程碑。纵观两套译名标准化方案，有许多译名显现出了"东方情调化翻译"的方法。限于篇幅，本讲只分门别类地选择一部分例子进行说明。

一、什么是"东方情调化翻译"

"东方情调化翻译"是从西方翻译家韦努蒂的"异国情调化翻译"演变而来的。所谓"异国情调化翻译"就是它"翻译的效果产生一种表面的差异，一般涉及外国文化的一些特征，如地理、风俗、烹饪、历史人物和历史事件；保留外国地名和人名，或者一些怪异的外国词汇"。顺应这种思路，我们不妨将汉籍英译中的"异国情调化翻译"更具体地称为"东方情调化翻译"。

我们以白之(Cyril Birch)翻译中国经典《牡丹亭》里的例子，加以说明：

例1 "一名廪生陈最良，年可六旬，从来饱学。"(第 5 出)

"…a scholar by the name of Chen Zuiliang. He filled his belly with books. "

例2 "虽然是饱学名儒，腹中饥，峥嵘胀气。"(第 13 出)

"Scholar of note, though stuffed with learning. "

例3 "经史腹便便，昼梦人还倦。"(第 6 出)

"…mine too/bulging with weight of classics and histories. "

在以上 3 个例子中，白之运用东方情调化翻译的方法，直接仿照汉语，将两处"饱学"译成"filled his belly with books"和"stuffed with learning"，将"经史腹便便"直译成"bulging with weight of classics and histories"。这种东方情调化翻译的方法，不但充分揭示了其语义，而且完全保留了其汉语表达方式，使得译文隐喻的意象充满了东方情调，生动而表现力强，同时也丰富了英语的表达习惯和方法。

再看以下 2 个例子：

例 4　"正如此想间，只见那生向前说了几句伤心话儿，将奴搂抱去牡丹亭畔，芍药东边，共成云雨之欢。"（第 10 出）

"But just as this was in my mind he came close and began to speak fond words to me: then taking me into his arms he carried me to a spot beside the peony pavilion beyond the railings lined with tree peonies, and there together we fond the "joys of cloud and rain.""

例 5　"则为这断鼓零钟金字经，叩动俺黄粱境"（第 27 出）

"But all these random drumbeats, / striking of bells, / intonings of precious scriptures / break in upon my yellow-millet dreams.

在这 2 个例子中，白之将"云雨之欢"和"黄粱境"译成"joys of cloud and rain"和"my yellow-millet dreams"。众所周知，"云雨之欢"是男欢女爱的隐讳说法；而"黄粱境"也就是"黄粱梦"，意为想要实现的愿望落空。这种按照汉语字面意思的翻译，不加说明和注释的方法，通过大胆、奇异、出人意料的译文，让读者可以强烈感受到原文的神秘、怪异、情趣和美感，给人留下了无限遐想的空间，使人充分感受到了这来自东方语言情调的魅力。

有时，为了追求这种东方情调化翻译的效果，西方一些翻译家尽量模仿汉语表达形式，甚至不惜出现一些语法错误。

请看以下例子：

例 6　两情和合，真是个千般爱惜，万种温存。（第 10 出）

"Passion was matched by passion, and indeed a thousand fond caresses, a million tendernessess passed between us.""

在此句中，众所周知，tenderness 是个抽象名词，不可数，但白之用 a million 修饰 tenderness，出现 a million tendernesses。这种不顾译文语法错误，一味保留原文形式的东方情调化翻译，做到了向英语读者传达原文的语言和文化，使其能感觉到原文的语言和文化的异质性，以及原文的异国情调。

二、东方情调化翻译方法在两套标准化方案中的体现

根据我们统计，两套标准化方案中大约 1/3 的译名体现了这种东方情调化翻译的方法。限于文章篇幅，只能在此分门别类地说明。东方情调化翻译的方法主要体现在以下几个方面的中医名词术语翻译中（文章译例选自 WHO 西太区的《传统医学名词术语国际标准》者标记为 WHO，选自世界中医药联合会的《中医基本名词术语国际标准》者标记为 WFCMS）。

(一)一些中医疾病的译名

例如,在 WHO 方案中,"青风""雷头风""慢脾风"等被翻译成"bluish wind""thunder head wind""chronic spleen wind"等。事实上,"青风"相当于西医中的"开角型青光眼"(angle-opening glaucoma)。WHO 方案并没有将这个病名按照交际翻译法译成西方人容易明白的"angle-opening glaucoma",而是采用东方情调化翻译的方法,将对应汉语译成"bluish wind",以让读者了解中医独特的病因病机理论。同样,"雷头风"和"慢脾风"也没有按照两个病名的实际含义,释义性地译成"swollen head with thundering sound and ache"和"chronic infantile convulsion due to dysfunction of spleen",而是对应汉字,用东方情调化翻译的方法译成"thunder head wind"和"chronic spleen wind"。

(二)一些独特的疗法和与五行学说有关的译名

中医基础理论建立在中国古代哲学(特别是阴阳学说和五行学说)的基础上。因此,中医名词术语中充满了哲学术语。例如,在两个标准化方案里,"釜底抽薪""培土生金""土不制水"等被对照汉语直接译成"taking away firewood from under the cauldron"(WFCMS & WHO)"banking up earth to generate metal"(WFCMS)"earth failing to control water"(WFCMS)等。两套标准化方案没有将上述 3 个名词释义性地翻译出其医学含义,而是按字面对译,这种东方情调化翻译的方法保留了中医语言中独特的哲学色彩和特有的文化信息。

(三)一些与儒学有关的译名

儒学丰富和发展了中医学。因此,中医语言里也有不少儒学词汇。例如,"君药""臣药""君火"等充分体现了中医里的儒学理论。两个标准化方案将这几个名词直接译成"sovereign medicinal"(WFCMS)"minister medicinal"(WFCMS & WHO)"sovereign fire"(WHO),而没有按归化翻译法译成西方读者更容易懂的"principal medicinal""adjuvant medicinal""heart fire",这样的译名保持了中医文化的特异性,体现了东方情调化翻译的特色。

(四)一些解剖部位的译名

由于中医理论的独特性,加上在早期中医理论形成时人体解剖知识的欠缺,这样就形成了中医中一些独特的表示解剖部位的名词,例如,"寸关尺""膜原""宗筋""玄府"等。"寸关尺"指中医号脉时布指的具体部位,桡骨茎突处为关,关前腕端为寸,寸后肘端为尺。不论是两个方案中的音译"cun, guan, chi"(WFCMS & WHO),还是字面对译的"inch, bar and cubit"(WFCMS & WHO),都体现了东方情调化翻译的方法,使译名保留中医理论特色。这种翻译在对外交流中,可以充分体现中医与其他医学体系的不同。同样,将"膜原"(位于胸膜与膈肌之间)、"宗筋"(阴部或阴茎)、"玄府"(汗孔)对

照汉语译成 "membrane source"（WFCMS & WHO），"ancestral sinew"（WHO），"mysterious mansion"（WHO），也体现了东方情调化翻译的方法。

（五）一些中医方剂的译名

我们看看下面一组中药方剂学名词的翻译。

十八反 eighteen antagonisms（WFCMS & WHO）；

十九畏 nineteen incompatibilities（WHO）；

四气 four qi（WHO）；

辛甘发散为阳 pungent and sweet with dispersing effect pertaining to yang（WFCMS）；

辛甘化阳 pungent and sweet transforming into yang（WFCMS）.

这一组名词的翻译和前面的例 6 一样，为了保持与汉语用词和结构的一致，甚至不惜出现译名中的语法错误。众所周知，"antagonism、incompatibility、qi"等在英语中一般作抽象名词，无复数，而"antagonism"和"incompatibility"都用了复数；"qi"前面有数词"four"，却没有用复数；"pungent"只是个形容词，其名词为 pungency。在"辛甘发散为阳"的译名"pungent and sweet with dispersing effect pertaining to yang"中，按照语法"pungent"应为名词"pungency"；在"辛甘化阳"的译名"pungent and sweet transforming into yang"中，"pungent"同样应为"pungency"。

这种为了与汉语对应，不惜牺牲英语语法规范的译名，在两个标准化方案中还有不少。这些译名都充分体现了东方情调化翻译的方法。

三、如何看待东方情调化翻译的方法

那么，作为东方情调化翻译代表人之一的白之，采用这种方法翻译的《牡丹亭》在国外的反响如何？当 1980 年白之翻译的《牡丹亭》问世后，许多人怀疑这种近乎死译式的翻译是否能够适合舞台表演的需要。然而，出乎人们意料，这个译本很受欢迎，以此为基础的舞台表演也大获成功，而且经久不衰。这说明白之抓住了国外读者的心理需要，其充满东方情调化翻译的语言符合他们对东方作品的文化心理的预期。那么，两套中医名词术语译名标准化方案中的这部分体现了东方情调化翻译的方法的译名，其效果到底怎么样？自从两套方案问世，至今尚未有明显的反对声和批评文章。相反，我们看到的是大家都在努力维护和推广这一来之不易的成果，这本身就是对两个标准化方案的认可。

正像语言没有优劣性一样，世界上的文化也无优劣之分。中医语言作为中国语言的一部分，同时也是中国文化的一部分。两套标准化方案中的东方

情调化翻译方法的体现是保持中医特色的有效方法，也是向世界传播中医文化和中国文化的重要途径。21世纪是一个多民族文化共存、齐放异彩的世纪。随着中国的经济地位和综合国力的提升，中国文化必将越来越受关注，影响也会越来越大。积极大胆地向世界传播中国文化，是广大翻译工作者义不容辞的责任。

汉英中医翻译练习

一、请将下列中医句子翻译成英语

1. 甘草味甘，性平，入脾经、胃经、肺经。

2. Rinne（任内）试验（气导、骨导比较法）借助比较空气传导和骨传导时间的长短来区别耳聋的类型。

3. 鼻息肉是指鼻腔及鼻窦的一种赘生物，以筛窦为多见。

4. 鼻咽癌的发病部位较为复杂，与情志不遂、邪毒外犯、饮食所伤、不良爱好等因素有关。

5. 小儿发热可通过体温计测量，或通过接触的感觉来测知，如手、足心热，额头热等。

6. 检查囟门要注意囟门的闭合时间、大小、凹陷、隆起。

7. 中医有"春夏养阳，秋冬养阴"的理论，在康复医疗中，要根据季节变化来增减药物，以获得较好的康复效果。

8. 中西药物中有不少增强性欲或性功能的制剂，壮阳甚速。

9. 癫痫是儿科常见病，是由脑细胞群异常、过度放电而引起的阵发性、突发性的暂时性脑功能紊乱，是多种原因引起的脑功能障碍综合征。

10. 温针法是指在毫针治疗的基础上，采用一定的方式，使体针温热，具有通阳散寒、行气活血的作用。

二、请将下列中医段落翻译成英语

八段锦

八段锦是由八种不同动作组成的运动，故名"八段"。因为这种健身运动可以强身益寿，祛病除疾，其效果甚佳，有如展示给人一幅绚丽多彩的锦缎，故称为"锦"。由于八段锦不受环境、场地限制，随时随地可做，术式简单易记易学,运动量适中,老少皆宜,既可用以强身保健,又可用于多种慢性病的康复。故一直流传至今,仍是广大群众所喜爱的健身方法。

其内容被编成广为流传的七言歌诀,从中可以看出各种动作的不同养生效果。

两手托天理三焦,左右开弓似射雕;

调理脾胃须单举,五劳七伤往后瞧;

摇头摆尾去心火,两手攀足固肾腰;

攒拳怒目增气力,背后七颠百病消。

第十八讲

目前汉英中医词典中存在的问题与译名简化技巧研究

目前的汉英中医词典中存在着许多问题，特别是译名语言问题。译名中语言错误是硬伤。有些问题相当严重，会直接影响到中医在西方人心中的形象和中医的对外交流。下面我们欲从几方面探讨目前汉英中医词典中存在的问题以及简化中医译名的技巧。

一、目前汉英中医词典中译名存在的问题

(一)多数词典中同一个名词译名不统一

翻开任何一部汉英西医词典，我们都会看到，尽管编排体例和收词量可能不同，但同一名词的译名都是统一的。目前汉英中医词典中译名不统一是中医名词英译不统一的直接反映。

(二)有些译名不易区分

这主要包括有些意义相近的脉象译名和有些中医经典著作译名。

1. 有些意义相近的脉象译名

例如，细脉、微脉、弱脉在汉语中语义非常明确，译成英文 fine pulse, feeble pulse, weak pulse 时，这些英语同义词的含义却很难辨别，缺乏回译性。这样的脉象名还有很多，恕不赘述。

2. 有些中医经典著作译名

李照国先生在他的《中医翻译导论》中列举了几组中医经典著作的译名。例如，《本草从新》和《新修本草》的译名 *New Complication of Materia Medica* 和 *Newly-Revised Canon of Materia Medica*，以及《外科精义》和《外科精要》的译名和 *Main Points for Surgery*, *Essential Points for Surgery*。在中文中很容易区分这两组书名，但在译名中就有困难。

(三)在某些词典里，包括两套中医译名标准化方案中，名词被翻译成句子

例如，在有些词典里，金水相生、胃主受纳被翻译成 Metal and water promote each other, the lung controls reception and digestion，不管其译文准确与

否，单从形式上来讲就是错误的。正确的译法应为 metal and water promoting each other, the lung controlling reception and digestion。在 WHO 译名标准化方案中，把许多名词术语都译成了句子，例如"溃坚"被译成"promote rupturing"。

（四）有些译名会引起文化禁忌，会严重影响中医的国际形象和对外交流

详见第二讲的相关论述。

（五）名词前后关系理解错误导致译名错误

这类错误占比最高。由于译者中医知识的缺陷，有人在翻译时没有完全理解原词含义的情况下，望文生义地进行翻译，导致了译名错误。

1. 动宾关系的名词翻译成英文时被译成了句子

例如，通调水道、滋阴、活血被翻译成 dredge water passage, nourish yin, promote blood circulation。应该将以上三个名词翻译成 dredging water passage, nourishing yin, promoting blood stasis.

2. 联合关系的名词被翻译成了偏正关系的译文

例如，消食化滞和祛风散寒被翻译成 resolving food to dispel food retention, dispelling wind to remove cold。正确的翻译应为 promoting digestion, dispelling wind and cold。

3. 偏正关系的名词被翻译成了联合关系的译文。

例如，活血化瘀和补气益血被翻译成 activating blood and removing blood stasis, invigorating qi and benefiting blood。其实，这两个名词为偏正词组，不是联合词组。活血是化瘀的手段，化瘀为目的；补气是益血的手段，益血是目的。因此，这两个名词可译为 activating blood to remove blood stasis, invigorating qi to benefit blood。

4. 连动关系的名词的翻译错误。

这类名词包括："A 则 B"形式和"取象类比"形式两大类。

（1）"A 则 B"形式的名词：这一形式的名词前面表示原因，后面表示结果。在某些词典里，这类形式的名词翻译成英语时，往往被译成了一个独立的句子而且译文较长。例如，阴盛则寒、阳盛则阴病、寒则气收被翻译成 excess of yin leads to cold, excess of yang results in yin diseases, cold gives rise to qi contraction. 事实上，这三个名词应翻译为 excessive yin leading to cold, excessive yang resulting in yin diseases, cold giving rise to qi contraction。

（2）"取象类比"形式的名词：中医学中许多疗法名词采用古代辩证法中的取象类比命名法。这种命名法的特点是生动形象、表达力强。其相当于现代逻辑学中的类比法。在这类名词的翻译中存在的问题是只浅化翻译出字面意思，没有深化翻译出其医学含义。例如，李照国在他的《中医英语翻译技

巧》中指出："在有些词典里，逆流挽舟、增水行舟等被翻译成 save the boat in adverse current，add water to promote the movement of boat. 这样的译文让人看后不知所云。"事实上，逆流挽舟指用解表药和清热利湿药等清里热、解表邪，因此可翻译为 administration of drugs for expelling exterior pathogens and inducing diuresis。增水行舟意为用润津药治疗瘟病热结津枯所致便秘的一种疗法，因此可翻译为 treatment of heat constipation with fluid-inducing drugs。

5. 重叠形式的名词的翻译错误

这类形式的中医名词前后两部分意义是重叠的。因此，翻译出其中一部分即可。但是在许多词典里，意义重叠的前后两部分都被翻译了出来，这无异于画蛇添足。例如，软坚散结、固肾涩精等在有些词典里被翻译成 soften the hard lumps and dispel the nodes，strengthen the kidney to astringe renal essence。其实，软坚就是散结；固肾意同于涩精。因此，这两个名词可翻译为 softening hard lumps，astringing renal essence。

（六）名词译文啰嗦冗长，缺乏交际性

译文冗长也是中医词典中译名翻译的一个突出问题。这主要有两个原因。

1. 译者一味地忠于原文形式，忽略了语义的传递

翻译中强调忠于原文没有任何错，但在保留原文语言形式和保留语义有冲突时，应该抛弃语言形式，再现原语意思。中医中有许多这样的名词。例如，有些词典将"阴精、阴血、肺金虚弱"等分别对译成"yin essence，yin blood，lung metal deficiency"等，显然不妥。因为精和血是物质，按照阴阳学说，物质属阴，因此阴血和阴精是血和精的阴阳归属。"阴精、阴血"只能译成"essence，blood"。同样，根据五行学说，肺属金，肺金虚弱就是肺虚，应该译成"lung asthenia"。

像这样一味追求忠于原文，不顾语义再现的译名会犯常识性的错误，有时甚至造成笑话，实不可取。

2. 释义性翻译

如果在其他领域内，进行释义性翻译无可厚非。但是在科技名词翻译中，释义性翻译是不允许的。在目前多部汉英中医名词词典里，辨证论治被释义地翻译成 syndrome differentiation and treatment based on an overall analysis of symptoms and signs。这种解释性翻译译文太长，缺乏交际性，无实用性。同时，从形式上看，译名中还包含一个过去分词短语 based on 作状语。这不符合科技名词的要求。翻开任何一部英语西医学词典，就会发现西医英语名词的形式为：①n.；②adj. + n.；③n. + of + n.；④n. + n.；⑤n. + for + n.（n. 为名词，adj. 为形容词）。例如，nausea，hemorrhagic shock，cancer of uterine cervix，daughter cyst，national institute for nursing research。因此，我们可将辨证论治翻译为 syndrome differentiation for treatment。辨证是论治的前提和基础，论治是辨证的目的和结果。译名中用介词 for 揭示了辨证和论治之间的关系，也符合西医英语名词的形式要求。

二、简化中医译名的技巧

目前词典和两套中医译名标准化方案中译名最突出的一个问题之一就是释义性译法等原因造成的译名过长。这种现象在许多汉英中医词典和两套中医译名标准化方案中普遍存在。根据我们多年的翻译经验，可以采取三种翻译格式简化中医译名，使译名符合科技名词格式。

（一）常用中医译名的简化技巧

常用的中医译名简化技巧有三种格式：①n. + "-" + v. -ing + n；②n. + "-" + v. + ed + n；③adj. + n. + ed + n.

下面进行具体论述。

1. n + "-" + v-ing + n

名词后加连词号，跟动词的"-ing"形式，再加一个名词。这里，"v + -ing"相当于一个复合形容词作修饰语，而该动词与前面的名词在逻辑上为动宾关系。

普通英语中的例子如 energy-saving measure 节能措施、peace-loving people 爱好和平的人、energy-consuming industry 耗能工业等。

中医译名例子（"——"之前为传统译名，之后为利用简化格式处理的译名，下同）：祛风散寒法 method of dispelling wind and dispersing cold——wind-dispelling and cold-dispersing method；通经活络剂 prescription for dredging meridians and activating collaterals——meridian-dredging and collateral-activating prescription；滋阴派 school of nourishing yin——yin-nourishing school.

这种格式可使译名更简短，符合现代英语科技名词术语的结构要求。

2. adj. + n + ed + n

形容词后跟名词加"-ed"，再加一个名词。这里，"adj. + n + ed"相当于一个复合形容词，修饰其后名词。普通英语中的例子如"热心人 warm-hearted people"等。

中医译名例子：寒性药 drugs with cold nature——cold-natured drugs；酸味剂 drugs with sour flavor——sour-flavored drugs；苦味药 drugs with bitter flavor——bitter-flavored drugs.

这种译名简化格式翻译的中医名词术语更简洁，也符合西医英语名词术语的结构形式。

3. numeral + "-" + n + n

数词后加连词号，再加一个名词，后跟另一个名词。这里"numeral + "-" + n"相当一个复合形容词，修饰其后名词。类似这样的普通英语中的例子如五星级饭店 five-star hotel、十分钟休息 ten-minute break、三千米散步 3-kilometer walk 等。

中医译名例子：四物汤 Decoction of Four Ingredients——Four-ingredient Decoction；五味败毒饮 Antiphlogistic Decoction of Five Ingredients——Five-ingredient Antiphlogistic Decoction；十枣汤 Decoction of Ten Dates——Ten-date Decoction.

需要指出，在上述译名简化格式中，连词号后的名词要用单数形式，不能用复数形式。这种译名简化格式翻译的中医名词术语更简洁，也符合西医英语名词术语的结构形式。

三、三种中医译名简化格式在中医译名中的应用

(一)在医学史名词术语翻译中的应用举例

寒凉派 school of cold- and cool-natured drugs；

攻下派 purgation-applying school；

补土派 spleen-strengthening school；

养阴派 yin-nourishing school.

(二)在中医基础理论学名词术语翻译中的应用

吐法 emesis-inducing method；

下法 purgation-inducing method；

清法 heat-reducing method；

行气法 qi-promoting method；

降气法 qi-lowering method.

(三)在中药学名词术语翻译中的应用

这主要应用在翻译以下三类名词术语中。

1. 有关中药药性的名词术语

寒性药 cold-natured drugs；

热性药 hot-natured drugs；

温性药 warm-natured drugs；

凉性药 cool-natured drugs.

2. 有关中药五味的名词术语

辛味药 pungent-flavored drugs；

甘味药 sweet-flavored drugs；

酸味药 sour-flavored drugs；

苦味药 bitter-flavored drugs；

咸味药 salty-flavored drugs.

3. 揭示中药功能的名词术语

温里药 interior-warming drugs；

祛湿药 dampness-eliminating drugs；

理气药 qi-regulating drugs；

平肝药 liver-calming drugs；

开窍药 resuscitation-inducing drugs；

补阳药 yang-strengthening drugs；

清热药 heat-clearing drugs.

(四)在方剂学名词术语翻译中的应用

这主要应用在翻译以下两类名词术语中。

1. 有关方剂的使用方法的名词术语

煎药法 drug-decocting methods；

煎药用具 drug-decocting utensils；

煎药用水 drug-decocting water；

煎药火候 drug-decocting fire；

服药法 drug-taking methods；

服药时间 drug-taking time.

2. 方剂名的翻译

这可以分为两大类：以服药时间命名的方剂和以功效命名的方剂。

(1)以服药时间命名的方剂名称：具体如下。

鸡鸣散 cock-crowing powder；

鸡苏散 cock-crowing powder.

(2)以功效命名的方剂名称：具体如下。

止咳散 cough-checking powder；

生脉散 pulsation-promoting powder；

百合固金汤 lily lung-strengthening powder；

定喘汤 asthma-relieving decoction；

温脾汤 spleen-warming decoction；

温经汤 meridian-warming decoction；

健脾丸 spleen-enhancing pill.

（五）在中医诊断学名词术语翻译中的应用

这主要应用在中医诊法和中医脉象名词术语的翻译中。

1. 中医诊法名词术语的翻译

望神 spirit-inspecting method；

望色 complexion-inspecting method；

望形体 build-inspecting method；

望舌 tongue-inspecting method；

望皮肤 skin-inspecting method；

望排泄物 excreta-inspecting method；

脉诊 pulse-taking diagnosis；

脉诊部位 pulse-taking location；

脉诊方法 pulse-taking methods；

脉诊时间 pulse-taking time.

2. 中医脉象名词术语的翻译

主要应用在病理脉象中的"十怪脉"的翻译。十怪脉是中医诊断学中生命垂危时出现的十种异常脉象。

转豆脉 pea-rolling pulse；

雀啄脉 bird-pecking pulse；

屋漏脉 roof-leaking pulse；

弹石脉 stone-flicking pulse；

解索脉 cord-unfastening pulse；

鱼翔脉 fish-swimming pulse；

虾游脉 shrimp-darting pulse；

釜沸脉 bubble-rising pulse.

（六）在针灸学名词术语翻译中的应用

这主要包括针刺名词术语翻译、艾灸名词术语翻译和拔罐名词术语翻译。

1. 针刺名词术语翻译

进针方法 needle-inserting methods；

针刺角度 needle-inserting angle；

针刺深度 needle-inserting depth；

出针方法 needle-withdrawing manipulation；

留针方法 needle-retaining manipulation.

2. 艾灸名词术语翻译

艾灸选穴法 point-selecting methods for moxibustion；

瘢痕灸 scar-inducing moxibustion；

雀啄灸 sparrow-pecking moxibustion；

温针灸 needle-heating moxibustion.

3. 拔罐名词术语的翻译

投火法 fire-throwing method；

闪火法 fire-twinkling method；

起罐法 cup-withdrawing method.

(七)在中医养生康复学、中国气功等学科名词术语翻译中的应用

养生方法 life-cultivating method；

练功时间 qigong-practicing time；

练功方位 qigong-practicing direction；

调心法 mind-regulating method；

调息法 respiration-regulating methods；

调身法 body-regulating methods；

理脾功 spleen-regulating qigong；

回春功 life-recuperating qigong.

汉英中医名词词典是中医名词英译标准化的推动者和最终标准化成果的结晶。任何专业的科技名词术语译名标准化都需要一个过程。然而，一旦完成了译名标准化，最重要的任务就是积极快速地推广标准化译名。中医名词英译标准化经过多年艰苦历程，终于有了两套中医译名标准化方案。然而，任重而道远。真正的中医译名标准化方案只能有一个，希望有关政府机构和学术团体尽快组织相关专家，积极整合资源，吸收两套中医译名标准化方案中的成果，修正错误，高质量完成中医译名标准化，推广标准化成果，实现中医译名的真正统一，促进中医药的对外交流。

汉英中医翻译练习

一、请将下列中医句子翻译成英语

1. 地黄味甘、苦，性凉，入心经、肝经、肾经。

2. 听力检查表是应用仪器的比较准确的检查方法，不但可以确定听力减退的性质，而且可以确定听力减退的程度。

3. 急性鼻窦炎一般指急性化脓性鼻窦炎，是鼻窦黏膜化脓性感染。

4. 急性会厌炎是一种以声门上区会厌为主的急性喉炎，又称声门上喉炎或会厌前期咽峡炎。

5. 咽喉病的内治法有疏风解表、清热解毒、利膈通便、散瘀排脓、滋阴养液、温补元气等。

6. 小儿疾病的病理特点主要有两方面，即发病容易、传变迅速、脏气清灵、易趋康复。

7. 中国历代养生家都认为，健康和长寿之人能用乐观积极的态度看世界，而不是用悲观消极的态度看社会。

8. 脑力劳动者是指较长时间使用大脑进行精神思维活动的人。

9. 惊风是儿科常见的证候之一，是由多种原因引起的，以全身或局部肌肉抽搐为主要表现，常伴有神志不清。

10. 电针法是用电针仪器输出接近人体生物电的微量电流，通过刺入穴位的毫针作用于人体，使疾病康复的一种方法。

二、请将下列中医段落翻译成英语

太极拳

太极拳是一种顺应自然的养生、康复方法。它要求呼吸、意识、动作三者紧密结合，达到内外合一、浑然无间的境界。目前比较流行的套路是简化太极拳(二十四式)，其动作由简到繁、从易到难、循序渐进，便于普及和掌握。另外，还有四十八式太极拳、八十八式太极拳等，运动量依次增大，动作也相应复杂。

太极拳以"太极"哲理指导拳路，拳路的一招一式构成了太极图形。拳形为"太极"，拳意亦在"太极"，以太极之动而生阳，静而生阴，激发人体自身的阴阳气血达到"阴平阳秘"的状态，使生命保持旺盛的活力。

坚持练习太极拳，能协调脏腑、调畅气机、调理阴阳、强壮身体，故有较好的康复作用。太极拳在临床上常用于高血压病、低血压症、心肌梗死、慢性阻塞性肺疾病、胃下垂、慢性肝炎等病人的康复期。

第十九讲

《实用汉英中西医词典》编撰体例创新研究

自从改革开放以来，有近百部汉英医学词典、汉英中西医词典和汉英中医词典出版。其中，比较有影响的有十余部。然而，这些词典编撰基本沿袭了传统词典的编撰体例，有些体例不规范，甚至在标点符号使用等方面存在错误。同时也很少有人发表文章，研究词典编撰体例方面的问题和创新。近年来，我们先后主编出版了五部汉英医学词典、汉英中西医词典和汉英中医词典等。在这几部词典中，根据英汉词典的编撰体例规范以及英汉语言的标点符号使用规则等，我们大胆进行了编写体例等方面的创新，克服了目前一些词典体例方面的不足。

我们以出版时间较长、影响较大的由金魁和主编、人民卫生出版社出版的《汉英医学大词典》和由李永安主编、中国协和医科大学出版社出版的《实用汉英中西医词典》为研究对象，对比研究以揭示后者在体例等方面的创新。本讲认为，体例的制定是为了给读者查阅词典提供便利，要避免给阅读造成障碍，影响阅读的连贯性。同时，在不影响美观的前提下，应尽量减少印刷符号，节省版面。

《实用汉英中西医词典》在体例上的创新，主要表现在以下几个方面。

一、省略了传统词典编撰中的《汉语拼音检字表》和《笔画检字表》，节省了大量版面

例如，在《汉英医学大词典》中，目录后的《汉语拼音检字表》和《笔画检字表》共计 27 个版面。在《实用汉英中西医词典》中省略了这两个检字表，节省了 27 个版面。在正文编排顺序上，《实用汉英中西医词典》按照汉语拼音的音序，即汉语拼音声母和韵母的顺序排列。当代人无论老少，都熟知汉语拼音的声母和韵母顺序，也习惯这样的简洁明快的音序查字法。没有必要再将《汉语拼音检字表》编排在词典里，浪费版面，极不经济。

另外，查阅汉英医学词典的读者，一般都知道汉语词条汉字的读音，即

使个别字词不知道读音，也可以先查汉语词典。绝大部分汉语词条可以按照音序，快速简便地查出其英文译名。《笔画检字表》也可以省略。

在使用省略了《汉语拼音检字表》和《笔画检字表》的《实用汉英中西医词典》时，我们了解到大家很习惯音序查词法，查阅速度很快。

省略《汉语拼音检字表》和《笔画检字表》，正文按照汉语拼音音序查词法，是节省版面而实用的查词法，是对目前词典传统编撰体例上的一种创新。

二、给词条中的汉字脱括号

《汉英医学大词典》在词条汉字中加括号，将中括号和小括号分别用于标识可以省略和可以替换的字。这种做法的初衷是节省版面，但中括号和小括号频繁出现在词条中，影响了美观，造成了阅读障碍。

（一）给汉语词条脱中括号

《汉英医学大词典》用中括号标识可以省略的字，以减少一个词条，节省版面。例如，

［薄］切片 slice, section, sectio

分解压［力］decomposition pressure

继发性结核［病］secondary tuberculosis

在《实用汉英中西医词典》中，我们将以上三个词条脱去大括号，分别增加一个词条。示例如下。

分解压 decomposition pressure；

分解压力 decomposition pressure；

薄切片 slice, section, sectio；

切片 slice, section, sectio；

继发性结核 secondary tuberculosis；

继发性结核病 secondary tuberculosis.

没有了括号的障碍，阅读连贯顺畅多了。尽管多了三个词条，多占了些空间，但这类词条数目必定极其有限。从词典阅读顺畅无障碍以及排版美观的角度看，这种去括号的做法利远大于弊。

（二）给汉语词条脱小括号

《汉英医学大词典》中的小括号主要用于以下两种情况：一是标识汉语词条中可以替换的字；二是标识词条译名中可以互相替换的英文单词。

1. 脱去标识汉语词条中可以替换的字的小括号

例如：

心扩张（大）cardiectasis；

巨并指（趾）megalosyndactyly；

神经阻断（滞）nerve block；

同样，为了避免阅读障碍和排版美观，《实用汉英中西医词典》将以上三个带小括号的词条分解成以下六个词条。

心扩大 cardiectasis；

心扩张 cardiectasis；

巨并指 megalosyndactyly；

巨并趾 megalosyndactyly；

神经阻断 nerve block；

神经阻滞 nerve block.

这部词典给所有的汉语词条脱去括号，而将带括号的词条分为两个词条收录。这样，整个词条显得美观，读起来流畅，避免了阅读障碍。

2. 脱去标识译名中可以互相替换的英文单词的小括号

例如：

阿诺肝硬化 Hanot's cirrhosis（disease）；

芬尼幽门成形术 Finney's pyloroplasty（operation）.

这两个词条中的英语译名可以脱去括号，分别改写为有两个译名的汉语词条。

阿诺肝硬化 Hanot's cirrhosis, Hanot's disease ；

芬尼幽门成形术 Finney's pyloroplasty, Finney's operation.

脱括号后，整个词条排版美观、阅读顺畅。

三、词条英语译名中使用英文斜线号"/"代替小括号"（ ）"和逗号"，"，完全符合英文规范

例如，上面的两个例子"阿诺肝硬化 Hanot's cirrhosis（disease）"和"芬尼幽门成形术 Finney's pyloroplasty（operation）"，除了脱去译名中的括号外，我们还可以用英文的斜线号"/"取代译名中的括号 ，将其改写成"阿诺肝硬化 Hanot's cirrhosis/disease"和"芬尼幽门成形术 Finney's pyloroplasty/operation"，这样可以节省印刷符号。

英语中"/"可以替代连词"or"，表示选择。例如"Y/N"，表示"Yes or No"；"he/she"表示"he or she"；"she/he"表示"she or he"。

另外，在《汉英医学大词典》中，用逗号将汉语词条的英文译名全拼和缩写分开。示例如下。

免疫血清球蛋白 immune serum globulin, ISG；

血压测定系统 blood pressure measuring system，BPMS；

器官耐受量 organ tolerance dose，OTD.

在英语中，译名全拼和缩写一般有两种传统标识方法：一是全拼在前，后跟缩写加括号，例如"免疫血清球蛋白 immune serum globulin（ISG）"；另一种是用连词"or"前加逗号，连接全拼和缩写，例如，"血压测定系统 blood pressure measuring system or BPMS"。与传统的两种把译名全拼和缩写标识的方法相较，使用英语中的斜线号"/"，既符合英文中"/"的用法，又减少了印刷符号的数量，同时也显得美观。因此，在《实用汉英中西医词典》中，我们将全部的汉语词条的英文译名全拼和缩写，都用斜线号分开。这是词典编撰中体例上的一种创新。

四、用分号代替圆圈内加数字标识一词多义的译文

对于一词多义的词条，在标识每层词意的译名时，《汉英医学大词典》中采用圆圈内加数字的方法。例如，"白淫 ① leukorrhagia ② spermatorrhea ③ spermaturia"，如果用分号，将其改为"白淫 leukorrhagia；spermatorrhea；spermaturia"，就可以减少印刷符号，符合英文标点符号用法，节省版面也显得美观。另外，在一些工具书里，标识一词多义的多个译文时，采取圆圈内，或小括号内加数字并且带分号的方法。例如，在 WHO 西太区出版的《传统医学名词术语国际标准》（主要为中医名词）中，就采用了这种标识法。如：life gate 命门（1）the place where qitransformation of the human body originates，serving as the root of life；（2）right kidney；（3）acupuncture point（GV4）

上述词条"命门"中的多层意思译文间采用分号标识，可以省去多个印刷符号。这种方法实属重复，增加了印刷符号，也影响阅读的连贯性。

词典编撰中体例的制定主要为读者查阅提供便利。体例要使词条内容醒目，版面显得美观大气。要避免造成阅读障碍，影响阅读连贯的体例。坚决杜绝在体例中违背英汉标点符号用法等方面的错误。

汉英中医翻译练习

一、请将下列中医句子翻译成英语

1. 当归味甘、辛，性温，入心经、脾经、肝经。

2. 后鼻镜检查法检查鼻腔后部咽腔，被检者头略前倾，张口，咽部完全放松，用鼻呼吸。

3. 急性鼻窦炎多为急性鼻炎的并发症，或由游泳时污水进入窦腔、飞行或潜水时气压骤变等引起。

4. 急性会厌炎主要由细菌感染而发病，致病菌有乙型流行性感冒杆菌、葡萄球菌、链球菌、肺炎双球菌等，也可以与病毒混合感染。

5. 填塞止血法可用于治疗鼻衄，其包括前鼻孔填塞法和后鼻孔填塞法。

6. 医生通过望舌可以判断正气的盛衰，分辨病位的深浅，区别病邪的性质，辨别病势的进退。

7. 生命活动表现出的整体性、整体功能、整体行为、整体规律，都由神志来管理、协调、统一。

8. 脑力劳动者宜常服健脑药物，经常头晕、健忘、失眠者尤其必要。

9. 再生障碍性贫血是由骨髓造血功能衰竭而引起的一种全血细胞减少综合征，在小儿时比较多见。

10. 水针法，又称"穴位注射法"，是将药物注入穴位、压痛点或反应点，通过针刺的刺激和药物的药理作用，调整相应脏腑组织的功能，改善病理状态，以促使疾病康复的一种方法。

二、请将下列中医段落翻译成英语

《内经图》，又名《内景图》，是中国道教先师在继承和汲取中国传统医学成果的基础上，主要标示人体精、气、神造化过程的关窍位置，为门徒内功修炼而创立、绘制的人体与自然景物交融的返观内照图。帮助养性炼气者感悟人体气血的生成、运行，天地阴阳运动变化不息以及万物生成之玄机，绝妙而又神奇。

《内经图》反映了道教医学的重要成就，其中认为地球运转与精气炼养的卯酉周天运行相应，即在五脏之间运化；合于月球运转形成小周天，而在督、任二脉中完成。修炼功法时，精神内守，恬淡素朴，使真气运行于脏腑经脉之中而不外泄。精、气通过任脉的上、中、下丹田，及于督脉之尾闾、夹脊、玉枕三关，经聚散、升降而达到质之升华，炼精化气、炼气化神，渐而达到天人相应的境界。经过持之以恒的修炼，个体客观上会取得强身健体、祛病延年的效果。

据考证，《内经图》的产生与形成，应在唐宋至明清期间较漫长的时期。缘于道教门派众多，图释多取隐语，又有多个传本。陕西医史博物馆(暨陕西中医药大学医史博物馆)内珍藏的《内经图》应属中国道教龙门派系的传本。

第二十讲

中医国际形象的翻译策略研究

一、引语

文化自信是一个民族、一个国家以及一个政党对自身文化价值的充分肯定和积极践行，并对其文化的生命力持有的坚定信心。

自清朝晚期以来，中国一直处于文化劣势。受其影响，在进行汉译英时，中国翻译界也长期追求译文向译入语和译入语文化接近。这样的翻译实践不利于中国文化的向外推介。

党的十八大以来，习近平总书记曾在多个场合提到"文化自信"。在 2014 年 2 月 24 日的中央政治局第十三次集体学习中，习近平总书记提出要"增强文化自信和价值观自信"。2016 年 5 月和 6 月，习近平总书记又连续两次对"文化自信"加以强调，指出"我们要坚定中国特色社会主义道路自信、理论自信、制度自信，说到底是要坚持文化自信"。

思想文化是一个国家、一个民族的灵魂。如果不珍惜自己的思想文化，丢掉了思想文化这个灵魂，无论哪一个国家、哪一个民族都很难屹立于世界民族之林。

中国有博大精深的优秀传统文化。它能增强中国人的骨气和底气，是我们最深厚的文化软实力，是我们文化发展的母体，积淀着中华民族最深沉的精神追求。

中国传统思想文化体现着中华民族世世代代在生产、生活中形成和传承的世界观、人生观、价值观、审美观等，其中最核心的内容已经成为中华民族最基本的文化基因。

我们要树立文化自信，让中华文化走向世界，才能提高中国的文化软实力。提高国家文化软实力，要努力展示中华文化的独特魅力，要把跨越时空、超越国度、富有永恒魅力、具有当代价值的文化精神弘扬起来，把既继承优秀传统文化又弘扬时代精神、既立足本国又面向世界的当代中国文化创新成果传播出去。

在世界民族之林，中医至今仍保持着旺盛的生命力，维护着中华民族的生命健康，维系着中华民族的繁衍生息。随着对外开放的深入发展，特别是国家"一带一路"战略的实施，中医药对外交流和传播迎来了千年难逢的机遇。我们一定要抓住机遇，把祖国医学推介出去，造福全人类。

世界上其他国家的传统医学绝大多数都处于"民间地位"，没有进入全民医疗保健体系，只能用作替代医学。只有中医等极少数民族医学进入了国家全民医疗保健保障体系，与西医享受同等待遇。与现代医学相比，中医虽然存在许多优势，但也存在不足的地方。如何客观实际地反映中医，把中医以国外读者能够接受的方式推介出去，树立正面的中医国际形象，这是广大中医翻译工作者面临的问题。

中医是中华民族优秀文化的载体。在党和政府大力号召弘扬民族文化、提升国家文化软实力的背景下，我们一定要积极研究中医翻译，大力向世界推介中医。然而，与现代医学相比，中医仍然处于三大弱势：语言上，弱势的汉语面对强势的英语；学科上，弱势的传统医学面对强势的现代医学；文化上，弱势的中国文化面对强势的西方文化。由于种种原因，目前的中医翻译存在着各种问题，这些问题直接影响着中医的国际形象。翻译可以促进中医的对外传播，也可以成为中医对外传播的"拦路虎"和"绊脚石"。根据我们多年的研究，要树立起正面的中医国际形象，需要重视以下几个方面的翻译策略研究。

二、在翻译中淡化中医理论，突出用药和疗效

由于中西医分属不同的医学体系，基本概念和理论等方面有很大的差异。中医学是经验医学，建立在经验基础上；西医学是对抗医学，建立在解剖和实验的基础上。大约在两千年以前，《黄帝内经》的成书标志着中医理论体系的形成和中医学的诞生。由于历史原因，中医学在它诞生的那个年代很难有解剖和实验条件。在这种历史情况下，就出现了"司外揣内"和"取象比类"等思维模式。加上阴阳学说和五行学说等哲学思想，这些都是中医理论形成的几大要素。在这种理论和思维模式的指导下，总结出的中医理论体系和西医理论体系必然存在着较大差异。

例如，中医学认为，脾主运化，运化水谷，运化水湿，脾主统血。西医认为，脾脏的主要功能是造血和免疫，造血功能主要在胎儿期，在正常情况下，成人的脾脏不再担负造血功能，脾脏是免疫器官之一。可见，中医学认为，脾为重要的消化器官，没有造血功能。西医学认为，脾脏有造血功能和

免疫功能，却无消化功能。

中医学认为，肾主藏精，主水液，主纳气，主骨生髓，其华在发，开窍于耳及二阴。而西医学认为，肾脏的主要功能是形成尿液，并排出代谢物，调节体内电解质和酸碱平衡。可见，中西医对肾的认识差别很大。为了避免这种认识上的差异，树立中医的国际形象，避免给国外读者造成中医"不科学"的印象。尽管不能效仿日本人对汉方医学那样"废医存药"的做法，但是我们建议在对外交流中，淡化翻译中医理论，突出用药和疗效。例如，我们可以简单地介绍，某药是立足于中医对心或者中医对肾认识的基础上组方而成。除非是对专门从事中医研究的西方人，否则不必过于详尽介绍中医理论。主要讲清楚什么药治什么病，针刺哪个穴位治哪个病就可以了。疗效才是硬道理。过多介绍中医理论反而会使国外读者觉得中医不科学，抵制、排斥中医，适得其反。

三、中医文化词的翻译策略

中医集中国古代文化之大成。中国古代的哲学思想是构成中医医学理论的基础。这是中医典型的人文社科内容，与现代医学有很大不同。在把阴阳学说、五行学说等哲学理论引入中医后，其原来的哲学含义并没有消失。例如，中医用阴阳学说的阴阳之间的对立、互根、消长、平衡关系，用五行学说的五行之间的相生、相克、相乘、相恶关系来演绎五脏六腑等人体组织和器官的生理功能、病理变化及相互影响等关系。中医文化词的翻译对我们来说是一大挑战，我们必须高度重视，认真研究，正确对待。

五行学说相关词是中医文化翻译中的"死结"。五行学说是中医学的方法论。古人利用五行学说抽象归类和演绎不同事物的属性以及不同属性之间的相互关系。中医以五行的相生、相克、相乘、相侮等关系来说明人体五脏六腑、组织、器官等之间的生理和病理关系，并将其用于临床用药和治疗。这是中国人两千多年前的智慧，是对人类医学的贡献。

然而，由于中西语言文化的差异，我们在翻译五行相关中医文化词时，一定要研究对这些词的翻译策略。例如，以下是 WHO 译名标准化方案中对几个五行中医文化词的翻译。

金实不鸣 solid bell cannot ring；

培土生金 banking up earth to generate metal；

培土抑木 reinforcing spleen to suppress liver；

滋水涵木 nourishing water to moisten wood.

这种字面对译五行学说相关词的做法能否行得通？外国人能否理解这些

五行学说相关词的医学所指？

其实，"金实不鸣"在中医里指肺气实所致声音嘶哑的病变。肺属金，上通喉咙，主一身之气，外邪犯肺，肺气壅滞，声道不利，则声音嘶哑。上面的"金实不鸣"的译文"solid bell cannot ring"译出了一个不用证明的公理：地球人都知道，实心的铃铛敲不响！考虑到外国读者对中医文化了解的程度有限，目前最好还是采取归化的翻译策略，译出其医学含义，淡化其文化含义，意译为"hoarseness due to excessive lung qi"。我们首先要保证译文传递准确的医学信息。

目前，在外国读者对中国文化知识了解程度有限的情况下，有关中医文化词的翻译，特别是五行学说文化词的翻译，是中医文化翻译中的"死结"。打开这个"死结"的办法，恐怕还是采取归化的翻译策略，译出其医学所指。等到中医的影响和中国文化的影响足够大的时候，再适度增大异化翻译策略。

四、杜绝译文中的语言错误

译文中的语言错误是硬伤。译文中的语言错误会直接导致原文信息传递不全、读者对原文传递信息误解以及原文信息传递错误。有人认为，中医在国内可能要毁于中药(质量)。我们要大声地说，中医在国外可能会毁于翻译(质量)。这一点不是危言耸听。

目前至少已有两篇论文指出了两套中医译名标准化方案中的语言错误。一篇是刊登在《中国中西医结合杂志》"中医英译栏目"中、由李永安等人所写的《对两套中医译名标准化方案中的语法问题的探讨》。文章详尽地分析了两套中医译名标准化方案中方方面面的语法错误。仅从译名的单复数来看，有些译名该用单数的用了复数，该用复数的用了单数，不可数名词用了复数(详见原文)。再譬如，世中联的译名标准化方案中，把"七日风"译成"seven-day convulsion"。"七日风"指新生儿破伤风后有抽搐症状，一般在产后七天左右发作。"seven-day convulsion"表达的意思为"连续抽七天"。显然，译者连英语中的基数词和序数词都没搞清楚。这里应该是"第七天"，是序数词，因此可译成"Day seven convulsions"，或者"convulsions on the seventh day"，或者"neonatal tetanus"。另外，"convulsion"一般要用复数。

另一篇系统反应两套译名标准化方案中的语言错误的是卢琰等所写的、刊登在《西部中医药》"译林新意"栏目的《两套中医译名标准化方案中译名用词问题的探讨》。文章详尽地分析了两套译名标准化方案中译名的用词错误。世中联的方案中将"暴怒伤阴，暴喜伤阳"译成"violent rage damaging yin, over-joy damaging yang"。英语中"damage"无论作名词还是动词，都表示实体性伤害，也就是有形伤害、看得见的伤害。根据《朗文当代高级英语辞典》，"damage"英文解释为："to cause physical harm to something or to part of someone's body"，即"损害、损坏，损伤(某物或某人的身体部位)"。中医中的"阴"和"阳"是抽象概念，非实体物质，用"damage"翻译不妥。事实上，中医里的"伤阴""伤阳""伤气""伤血""伤津"等，实际意义和"消耗""耗时""耗力"中的"耗"意思差不多，是个抽象意义，用"consume"一词翻译比较妥当。

再譬如，"伤寒"一词在两套译名标准化方案中被译成"cold damage"。中医里"伤寒"的"寒"指风、寒、暑、湿、燥、火疫疠之气等所有的邪气。也就是说"寒"泛指各种外感邪气。不论是"cold"，还是"damage"，用来翻译"伤寒"都不妥。因为"伤寒"中的"寒"泛指风、寒、暑、湿、燥等，不局限于"寒"。同样，"伤寒"中的"伤"也非实体性伤害。"伤寒"的基本含义是"各种外感引起的发热的疾病"。将其翻译成"exogenous febrile diseases"比较妥当。

最后，中医里一般说的五脏六腑的"伤"，多为"负面影响"之意。用"affect"或者"impair"翻译比较妥当。例如，"大怒伤肝"指的是人在大怒时，会对肝的生理功能和病理状态等造成负面的影响。目前在许多教材甚至词典里，把"大怒伤肝"译成"great anger damaging the liver"。这个译文表达的意思为人在大怒时会导致肝破裂。这显然不是事实。外国读者看到这样的中医译文，会对中医的科学性产生怀疑，认为中医不科学。这就直接影响，甚至损害了中医的国际形象。

仅仅带"伤"字的几个译名用词就有这么多问题，类似的用词错误在两套中医译名标准化方案中以及目前的中医翻译实践中还有很多。这些译名中的用词错误是硬伤，极大地影响了中医的国际形象，应该引起我们高度重视。

五、翻译时要淡化中医"崇古"的心理现象

中医文化的一个典型特征是"崇古"心理。人们常常假借古人之名来抬高自己的作品。例如，《黄帝内经》就是假托"黄帝"之名，由不同时代的医家所著。《神农本草经》假借"神农"之名，由不同时代医家所著。这种假托古人的崇古心理本身没错，这是一种文化心理。世界上各民族语言是平等的，没有优劣之分。文化也是如此，也没有优劣之分。但在翻译时我们一定要注意翻译策略，淡化这种现象。中医不是传奇文学。过多的传奇人物名称出现在中医经典著作译名中，会影响中医学科的客观性和科学性，不利于中医的传播。

六、中医翻译中要科学地把握中医文化输出

随着中国经济实力和综合国力的提升，中国政府和领导人意识到提升我国文化软实力的紧迫性。提升文化软实力的的一个重要手段是在文化翻译时采取异化的翻译策略，传播原语文化，扩大原语文化的影响。近年来，中国翻译界大力提倡异化，输出中国文化，在中医翻译界也是如此。然而，文化输出是一个循序渐进的过程，外国人了解、接受中国文化需要一个过程。不要过高估计国外读者对中国文化的了解程度。不顾客观现实，盲目冒进，中医翻译中过度采用异化的翻译策略，过多的异质语言和文化，会使国外读者产生隔膜感，引起抵制心理和情绪，不利于中医的推介。只要我们正确地把握中医翻译中异化策略的"度"，对中医翻译进行有限的异化，循序渐进，逐渐扩大异化的翻译范围，在目标语读者可以接受的范围内，尽可能采用异化策略来反映中国文化，才可达到理想的中医和中医文化输出的效果。

七、科学地看待中医，科学地翻译中医

面对目前的国际中医热，我们必须保持冷静，科学地看待中医，科学地翻译中医。首先，中医对外传播面临在学科、语言和文化三个方面的弱势。目前，中医界存在着一种思潮，有人认为中医是综合医学，甚至是超前医学，在许多方面超越西医。过高估计中医，适得其反，会导致抵制心理。不高估中医，不贬低中医，客观反映中医，中西医相互尊重，取长补短，共同造福人类，才是我们科学地看待中医，科学地翻译中医的正确翻译策略。中医作为一门生命科学，超越了意识形态，是中医文化和中国文化对外传播的很好的载体。但目前这个载体还是"一叶小舟"，还不是航空母舰，一时还不能承载太多的中国文化输出的功能。

八、结语

在国家大力提倡中国文化走出去、提升国家文化软实力的大背景下，中医迎来了千载难逢的发展机遇。与现代医学相比，中医在三个方面处于弱势。这就迫使我们一定要研究中医走向世界的策略，特别是中医国际形象的翻译策略。在大量的中医翻译实践的基础上，我们提出了以上中医国际形象的翻译策略。翻译可以成就中医的国际形象，也可以毁掉中医的国际形象。中医作为一门自然科学，建立在中国古代文化的沃土上，其深厚的人文底蕴伴随着中医的对外传播。考虑到目前中医和中医文化在世界上的影响力，我们要重视客观现实，以科学的中医翻译策略，助力中医国际形象的树立，推动中

医健康地走向世界。

汉英中医翻译练习

一、请将下列中医句子翻译成英语

1. 再生障碍性贫血的治疗，应遵循"急则治其标，缓则治其本"的原则。

2. 皮疹出现后，很快变成疱疹，大小不一，内含疱液，疱液充盈，多为清亮，疱周可见红晕、肌肤瘙痒，继而结成痂盖，痂盖脱落后不留瘢痕。

3. 腮腺管口可见红肿，按压腮部时，腮腺管口无脓性分泌物，腮腺肿胀部位持续四五开始消退，整个病程持续一两周。

4. 扁桃体周脓肿发病可分为初期、中期、后期，辨证分型相当于风热犯肺、肺胃热盛、阴虚邪恋证。

5. 鼻咽癌好发于咽隐窝和鼻咽顶后壁，可用间接鼻咽镜或纤维鼻咽镜进行检查。

6. 冷热试验是指分别将 30℃和 44℃的水（比体温凉的水和比体温热的水），冲入外耳道直达鼓膜，观察被检查者眼球震颤的振幅、频率、方向和时间，以了解被检查者的前庭功能的方法。

7. 反射性耳痛，也叫牵涉性耳痛，是因为耳部有三叉神经、舌咽神经等分布，这些神经分布的其他器官病变，会产生牵涉性耳痛。

8. 烟熏是以药物或浸过药物的绵纸点燃后产生药烟，用其薰患者的鼻孔，达到开窍、化痰的目的，例如用巴豆油捻子治疗急喉风。

9. 小儿神气怯弱，忽闻异声或见异物，或暴受惊恐，扰动心神，不能自主而发为心悸。

10. 糖浆剂是将药物煎熬去渣取汁浓缩后，加入适量蔗糖溶解制成的浓蔗糖水溶液。

二、请将下列中医段落翻译成英语

春秋战国时期，道家鼻祖老子提出了"清静无为""返璞归真""顺应自然""贵柔""动形达郁"的养生观。其主要精神是心神宁静、少私寡欲。这样，人的精神才能得到润养，精、气才能够内藏，由此而健康长寿。清静无为以养神长寿的思想，一直为历代养生家所重视，是中医养生理论的源头之一。传说老子的寿命为 160 岁以上。

孔子是儒家学说的奠基人。在养生、长寿方面，孔子提倡道德养生，强调精神调摄，尽量减少物质欲望，以社会准则来规范人的行为，其"仁爱""中庸"等哲学观念也体现在养生实践中，如"君子三戒"（即戒色、戒斗、戒得）。此外，孔子强调注意生活规律，不过劳过逸，在饮食上要求做到营养丰富、新鲜洁净、烹饪精细、味道鲜美。孔子活在战乱时代，其寿命亦达 72 岁。另一位善养"浩然正气"的儒家代表孟子也活到了 83 岁。

汉代名医华佗，从理论上阐述了动形养生的道理，认为"动"能够消化食物，流通血脉，"流水不腐，户枢不蠹"，所以健康长寿。在此基础上，他创编了著名的"五禽戏"，即模仿虎、鹿、熊、猿、鸟五种动物动作的健身体操，方法简单，行之有效。

附 录

翻译练习参考答案

第一讲

一、请将下列中医句子翻译成英语

1. Flos Caryophylli is pungent in taste and warm in nature, acting upon the stomach, spleen and kidney meridians.

2. Physiologically, the kidneys store renal essence. When the renal essence reaches the ears upwards, normal hearing will exist.

3. The primary otalgia, namely pain due to the otic disease, is clinically commonly seen. It is subdivided into four types according to its sites of onsets: pain in the auricle, pain in the external auditory canal, pain in the drum membrane and pain in the middle ear.

4. Nasal hemorrhage refers to bleeding inside the nasal cavity and is a commonly-seen emergency. It may result from many diseases.

5. From birth to adulthood, infants are under constant growth and development. They are physically and functionally different from adults, for they have their own characteristics and laws. The younger they are, the more distinct these characteristics and laws will be. Therefore, infants can never be regarded as the epitomes of the adults.

6. TCM classic *Huangdi Neijing*, or *Canon of Medicine*, holds that life consists of "qi" ("qi" belongs to the classical philosophical category, referring to the basic element which constitutes everything in the world). TCM also holds that the balance and coordination of the internal environment as well as its unity with the external environment lay the foundation for the human existence.

7. Viscera belong to yin, and are characterized by motionlessness; functional

activities pertain to yang, and are marked by movement.

8. Gaohuang(BL 43) restores health from consumptive diseases, disperses the lung qi, activates yang, prevents common cold and tuberculosis as well as enhances physique.

9. Some rare and expensive drugs should be simmered or decocted separately so as to prevent their active elements from being absorbed by other drugs when decocted together.

10. Iron-deficiency anemia, a commonly-seen childhood disease, is a hematopathy which is caused by hyposynthesis of the hemoglobin due to the shortage of ferrum resulting from increased demand of it, or sub-intake of it, or excessive loss of it.

二、请将下列中医段落翻译成英语

Gouqizi(Fructus Lycii) is sweet and neutral-natured with the actions of nourishing the kidneys, moistening the lungs, calming the liver and improving sight. Modern studies have indicated that Gouqizi contains betaine, carotin, thiamine, ovoflavin, nicotinic acid, vitamin C, calcium, phosphorus, iron, etc. It inhibits the fat deposit in liver cells, prevents fatty liver and promotes cell regeneration. The drug effectively prevents and treats light-headedness, pain and flaccidity of the waist and knees, and blurred vision due to yin deficiency of the liver and kidneys in the middle-aged and elderly people. Besides, the drug treats diabetes as well.

第二讲

一、请将下列中医句子翻译成英语

1. Rhizoma Dioscoreae is sweet in taste, neutral in nature, acting upon the stomach, spleen and kidney meridians.

2. The liver and the gallbladder are exterior-interiorly associated. Accordingly, flaming-up of the liver fire may give rise to such diseases or symptoms as tinnitus, deafness, otalgia and ear suppuration.

3. The resonance of high-pitched voice mainly comes from the nasosinus and nasal cavity; the middle-pitched voice mainly from the nose, pharynx and oral cavity; the low-pitched voice mainly from the thoracic cavity.

4. The commonly-seen syndromes of nasal hemorrhage include excessive heat of

the lung meridian, excessive fire of the stomach, liver fire stirring the upper, yin deficiency of the liver and kidneys, failure of qi to keep blood circulating within blood vessels.

5. The spleen, the postnatal basis of life, governs the transformation and transportation of the cereal nutrients and is the source for the generation of blood and qi.

6. Ageing is the natural law of normal human vital activities. Reasonable health preservation measures may delay the occurrence of physiological ageing, block the progress of pathological ageing so as to prolong human life span.

7. The mutual promotion, restriction and transformation of the five elements maintain the ecological balance in nature and the physiological coordination and balance of the human body.

8. Shenque (CV 8) warms and strengthens the kidney yang, enhances the spleen and stomach in transportation. It is the important acupoint to warm yang and to prevent collapse, and has warming and strengthening effects on pain and cold of the abdomen, diarrhea, cool limbs, etc. , due to insufficiency of yang qi in weak senior people.

9. There are many ways to classify constitution in TCM. Generally, constitution is divided into two types: the normal constitution and poor constitution.

10. Nephrotic syndrome is caused by a lot of loss of the plasma protein from urine due to the increased permeability of the glomerular filtrating membrane, clinically marked by heavy proteinuria, hypoproteinemia, hypercholesteremia and marked edema.

二、请将下列中医段落翻译成英语

The method of "Beating the drum" originated from the book *Diagrams of Internal Qigong*. Regulate respiration first. Then, press the occipital region symmetrically and horizontally with the index fingers, middle fingers, ring fingers and little fingers of the both hands. The two middle fingers touch each other. At this time, stick up the index fingers and place them on the middle fingers of their respective hands overlappingly. Next, flick the index fingers off the middle fingers to strike the occipital bone forcefully. Afterwards, the patient can hear the loud and clear sound like beating the drum, hence the name "beating the drum". Do it for 24 times respectively with the left and right hands. Finally, do it for 48 times with both hands simultaneously. The method also dredges meridians and collaterals, promotes qi flow and blood circulation.

第三讲

一、请将下列中医句子翻译成英语

1. Fructus Corni is sour in taste, slightly warm in nature, acting upon the liver and kidney meridians.

2. The science of prescriptions is not only one of the important basic courses, but also closely related to all other clinical branches, serving as a bridge between the basic study and clinical practice.

3. The internal therapeutic methods for otic diseases include dispelling wind, clearing away heat, purging fire, removing toxin, promoting diuresis to remove dampness, strengthening the kidney yin, promoting blood circulation to expel pus, promoting qi flow and dredging orifices, etc.

4. Trauma of nose, a commonly-seen emergency in clinic, refers to the fact that the attack on the nose by external force causes blood stasis, swelling, pain, injury of the skin and muscle, fracture of bridge of nose, or bleeding of nasal cavity, etc.

5. The kidneys are the congenital basis of life. Kidney yin and kidney yang are the sources of life concerning the natural endowment, constitution and growth of man. Yin of each organ depends kidney yin to be moistened and nourished, while yang of each organ relies on kidney yang to be warmed and nourished.

6. The diet is the source for the human body to obtain nutrients. Malnutrition includes the two aspects of insufficient ingestion and malabsorption.

7. Reinforcing primordial qi is the key to the tonification of the kidneys, while strengthening the transportation and transformation is the key to the enhancement of the spleen. The two methods are also mutually promoted and complemented.

8. Guanyuan(CV 4), also called Dantian, is the place where the primordial qi of the whole body accumulates. The acupoint warms and strengthens the kidneys, invigorates qi for the recuperation of yang, dredges TV and CV, regulates qi and blood.

9. TCM holds persistent seeing impairs eyes; constant lying consumes qi; long walking affects tendons; prolonged standing influences bones.

10. Chronic glomerulonephritis is the infantile glomerulonephritis with a course

of over a year accompanied by renal insufficiency and/or persistent hypertension, with unfavorable diagnosis. The disease may be primary, secondary or hereditary.

二、请将下列中医段落翻译成英语

The warming therapy is a therapeutic method to expel interior pathogenic cold by warming the interior to drive out cold. It is applicable to interior cold syndromes due to cold of viscera, meridians and collaterals. The formation of interior cold varies in exogenous pathogenic factors and internal impairment, pathogenic cold directly attacking the interior, improper treatment harming yang qi of human body, constitution with yang qi deficiency leading to generation of cold. Meanwhile interior cold syndromes differ from one another in cold of zang organs, cold of fu organs, shallow and deep of the affected parts and severity and mildness of the diseases. Accordingly warming is divided into warming the middle energizer to dispel cold, recuperating yang to prevent yang depletion, and warming meridians to expel cold. Yang deficiency often goes together with pathogenic cold during the occurrence and development of interior cold syndromes. Thus, warming is usually used in combination with strengthening yang and invigorating qi.

第四讲

一、请将下列中医句子翻译成英语

1. Rhizoma Ligustici Chuanxiong is pungent in taste and warm in nature, acting upon the liver and gallbladder meridians.

2. Pathologically, the physiological incoordination between the heart and the kidneys may cause tinnitus while the obstruction of blood may give rise to deafness and the obstruction of ears.

3. The insufflation method is to insufflate the medicinal powder or blow it into the nasal cavity. Take care to notice whether or not the drug used may stimulate or injure the nasal mucosa.

4. Acute tonsillitis, a commonly-seen pharyngeal disease, is the acute nonspecific inflammation of the palatal tonsil.

5. The lung is a delicate organ governing respiration and is related to the skin and hair.

6. If persistent emotional stimuli or sudden violent psychic impairment occurs

beyond the range of adjustment of physiological activities of the human body, it will cause disorders of qi and blood inside the human body, functional disturbances of viscera, meridians and collaterals, thus speeding up ageing.

7. Differentiating the syndrome to decide the treatment is the greatest characteristic of TCM. During life cultivation and rehabilitation, the result of the syndrome differentiation should be applied to determine the corresponding principles and methods of the life cultivation and rehabilitation.

8. The manipulations of self-massage refer to the fact that the patient himself massages a certain body surface with certain manipulations to strengthen the body, eliminate diseases and prolong life.

9. Taeniasis, an intestinal parasitic disease, is caused by the parasitism of the adult of the tapeworm inside the small intestine of the human body.

10. Acute glomerulonephritis, a set of glomeruli disorders due to various causes, is clinically marked by acute attack and hematuria accompanied by proteinuria, edema, hypertension, declined glomerular filtration rate, etc. The disease pertains to the category of "shui zhong" (edema) in TCM.

二、请将下列中医段落翻译成英语

The time of taking drugs is determined by the affected region, the state of the disease, the type of the drug and the features of the diseases. Generally speaking, drugs are taken an hour before the meal for fast absorption of the drugs. But drugs irritating the stomach and intestines are taken after the meal to prevent the side effects. For acute and severe diseases, the time of administration should be flexible while for chronic diseases the time of taking drugs is fixed. Tonic and purgative drugs are taken on the empty stomach; sedative drugs are taken at bedtime; malaria-curing drugs are taken 2 hours before the attack. Some drugs have special requirements of the drug-taking time. For instance, Shi Zao Decoction (Ten-jujube Decoction) is taken at dawn; Ji Ming Powder (Rooster-crowing Powder) is taken at the time just before dawn.

第五讲

一、请将下列中医句子翻译成英语

1. Fructus Ligustri Lucidi is bitter in taste, neutral in nature, acting upon the

liver and kidney meridians.

2. The spleen raises lucid yang qi to nourish the ears.

3. The cause of the inflammation of the external auditory canal is local infection of bacteria or viruses. However, it is related to some inducing factors such as the immersion of water, local skin injury, shortage of the ear wax, drug stimulation or allergic reactions.

4. Acute tonsillitis is mostly due to bacterial infection. Some cases are caused by viruses and some by the mixed infection of bacteria and viruses. It has been discovered that the infection of anaerobic bacteria exists as well.

5. Since the infants are insufficient in the spleen and weak in transformation and transportation, they are susceptible to being affected by improper feeding, giving rise to such symptoms as anorexia, retention of food and diarrhea.

6. The so-called overstrain refers to not only excessive and heavy mental labor and physical labor, but also abnormal life style such as frequent sexual life, excessive food intake and recreation, etc.

7. "Anger" has been the emotional taboo for life cultivation. It impairs not only the liver, but also the heart, stomach and brain, etc., causing various diseases.

8. Washing-soaking therapy is a method to promote the rehabilitation of the affected organism by bathing or soaking the body generally or locally with the decoction of traditional Chinese drugs.

9. Ascariasis, a most commonly-seen parasitic disease, is the parasitism of roundworms inside the small intestine or other organs of the human body.

10. Arrhythmia is the abnormality of the heart beat rate, pacemaker or conduction due to various causes.

二、请将下列中医段落翻译成英语

The frequency of taking decoction is usually one dose a day, with the second-time decoction or third-time decoction mixed with the first one and taken in 2 to 3 separate times. In special cases, the drugs are taken at one draught to concentrate the potency of drugs according to the diseases. Drugs may also be taken several times a day, or decocted and drunk like tea occasionally to sustain the potency of drugs. It is also possible to take 2 doses a day to enhance the curative effects. Pills, powder, paste and medicinal wine may be taken in general 2 to 3 times a day according to the diseases and the dosage of drugs. Various pills or boluses are taken directly with water. As for other preparation forms of drugs, it is advisable to make the decision based on the situations of the preparation and the actions of drugs. Decoction is mostly taken when it is warm. But there are also exceptions. For instance, decoction of cold-natured drugs is taken when it is cold to treat heat syndromes while decoction of warm-natured drugs is taken when it is warm to cure cold syndrome for the purpose of supplementing the potency of drugs. In severe cases, patients may vomit as the reaction of "rejection of drugs" after taking the drug. At this time, the decoction of cold-natured drugs is taken while it is warm, or the decoction of warm-natured drugs is taken when it is cold to prevent vomiting. Drastic or toxic drugs are taken with cautions from small dosage to gradually increased dosage. The increase of the dosage is stopped when the drug takes effects and overdosage is forbidden to prevent reactions of drug poisoning and impairment of vital qi of the body. Besides, for those with nausea and vomiting after administration of decoction, add a little amount of ginger juice to the decoction, or take a bit of ginger juice first, or scrape the tongue with fresh ginger, or chew a bit of Chenpi (Pericarpium Citri Reticulatae) before taking the decoction, or take the decoction when it is cold frequently with a small amount each time. For patients with unconsciousness and dysphagia, mostly adopt the nasal feeding method.

第六讲

一、请将下列中医句子翻译成英语

1. Radix Asparagi is sweet and bitter in taste, cold in nature, acting upon the lung and kidney meridians.

2. The invasion of the lungs by exogenous pathogenic factors, heat in the lung meridian, or deficiency and cold of the lung qi may all give rise to such diseases as nasal obstruction, profuse nasal discharge and nasal polyp.

3. The eczema of the external ear refers to the eczema occurring on the external auditory canal, the auricle and the skin around these areas. Clinically, the disease manifests as polymorphic injuries of the local skin of the external ear such as flush, blisters, exudate, erosion and crusts.

4. The sites of pathological changes of acute tonsillitis lie in the pharynx, lungs and stomach. The external pathogenic factors include pathogenic wind and heat. The internal pathogenic factors exist in the fact that when the lung and stomach have

stagnated heat, then the internal and external pathogenic factors will intermingle to attack the pharyngolarynx upwards, causing the disease.

5. Fast transmission means that the infantile diseases are liable to changes during the course of development, marked by susceptibility to asthenia and sthenia, and susceptibility to cold and heat.

6. Dramatic changes in social position may bring about mental and physical impairment to people, thus leading to premature ageing.

7. In modern society, psychic factors give rise to more and more psychosomatic diseases. Psychological diseases will be the frequent and widespread diseases of man in the 21st century.

8. The human body is an indispensable organic whole. Man's viscera, limbs and skeleton are physiologically related to and pathologically influence one another.

9. Epidemic parotitis, an acute infectious disease of the respiratory tract caused by mumps viruses, is marked by fever, swelling of the subauricular parotidean region without definite borders.

10. Viral myocarditis, a pathological change of inflammation of cardiac muscle due to the viral invasion of the heart, is clinically marked by listlessness, hypodynamia, pale complexion, palpitation, shortness of breath, cold limbs, polyhidrosis, etc.

二、请将下列中医段落翻译成英语

After administration, reasonable nursing methods promote the clinical curative effects and rehabilitation of the diseased body. For example, diaphoretic and exterior-relieving drugs are taken when it is warm. After taking the drugs, the patients should be covered with thick quilts and avoid wind so that the whole body is warm to sweat slightly. In case of no sweating or no thorough sweating, the patients may eat warm gruel, or add more clothes and quilts accordingly to promote diaphoresis. Diaphoresis should only cause slight sweating of the whole body. Yang-recuperating and prostration-saving methods should be timely adopted for the patients soaked in sweat with pale complexion and extremely feeble pulse as the sign of yang depletion and prostration syndrome. The patients may eat cold gruel or drink cold boiled water at the time of withdrawal of drugs in case of endless diarrhea after taking the purgative and retained-fluid-eliminating drugs. The qi-invigorating and prostration – saving methods should be timely used in case of severe abdominalgia, endless diarrhea or frequent vomiting, profuse perspiration, palpitation and short breath as the syndrome of qi exhaustion due to depletion of body fluid after the administration. Retained-fluid-eliminating and drastic purgative drugs easily impair the spleen and stomach, regulating the spleen and stomach should be adopted after the withdrawal of drugs. The patients may have rice soup or bland diet to recuperate and protect the stomach and spleen. Besides, caution the patients against physical overstrain, abstain from sexual life and check anger. These are very important for the recovery of the patients as well.

第七讲

一、请将下列中医句子翻译成英语

1. Radix Aucklandiae is pungent and bitter in taste, warm in nature, acting upon the lung, spleen and liver meridians.

2. If there exists heat in the stomach, it will rise to invade the nose along the stomach meridian of foot-yangming, resulting in fire-heat syndromes of the nasal region such as epistaxis, nasal furuncle and swelling.

3. Sudden deafness refers to sudden, transient, severe and sound-perceiving deafness. The patient in most cases can accurately supply the time, place and situations of the onset for the doctor.

4. The chronic tonsillitis patient has a history of repeated acute onset, without obvious subjective symptoms in normal times.

5. Cold and heat are the generalization of the nature of the pathological changes, while the symptoms of cold and heat mean the clinical manifestations of symptoms due to the difference of the pathological nature, or the transformation of the pathological nature under certain circumstances during the development of the disease.

6. Residents in the mountainous areas with cold climate possess relatively longer life; dwellers have comparatively shorter life in flatlands and low-lying lands as well as in the south with high temperature throughout the year.

7. When bad emotions occur, one should find two or three intimate friends to air one's depression and follow the friends' advice to overcome the bad emotions eventually.

8. One should attach great importance to the methods besides his personal

determination and willpower when quitting smoking.

9. Rubella, an acute eruptive infectious disease caused by the infection of the rubella viruses, is marked by fever, cough, general roserashes like fine sand, accompanied by lymphadenectasis on retroauricular, cervical and occipitoposterior regions.

10. Epigastralgia is caused by improper diets, marked by epigastric pain, usually accompanied by distension, acid regurgitation, nausea, vomiting, etc.

二、请将下列中医段落翻译成英语

During the administration of drugs, improper selection of diets may aggravate the diseases or cause other diseases, or reduce the curative effects or induce adverse reactions. Therefore, patients should pay attention to the selection of foods as one of the effective and safe methods of clinical application of drugs. Abstaining from certain foods during the administration mainly include two aspects, one is abstaining from certain diets for some diseases. For instance, edema patients should eat less salt; diabetes patients should abstain from sugar; diarrhea patients should be cautious to eat greasy foods. Another is abstaining from certain diets for some drugs. For example, patients should abstain from radishes when taking Dihuang (Radix Rehmanniae)-containing drugs; patients should abstain from tea when taking Tufuling(Rhizoma Smilacis Glabrae)-containing drugs; patients should abstain from puffers and alepidote fish when taking Jinjie (Herba Schizonepetae)-containing drugs. Chinese medicine has accumulated a lot of experience deserving studying in the field of abstaining from diets during the administration.

第八讲

一、请将下列中医句子翻译成英语

1. Fructus Schisandrae is sour in taste, warm in nature, acting upon the lung and the kidney meridians.

2. Physiologically, the spleen raises lucid yang and lowers the turbid. If this function fails, three situations may occur such as nasal bleeding, profuse nasal discharge and nasal polyp.

3. Meniere's disease is caused by labyrinthine hydrops with paroxysmal light-headedness, undulatory deafness and tinnitus as its main symptoms.

4. Chronic tonsillitis is caused by the flaring-up of asthenic fire due to visceral asthenia of the lungs and kidneys, etc.

5. Diagnosis is a way to differentiate syndromes and diseases through the information collected from various means of examinations.

6. China is a country with averagely longer life span in the world, and has a history of studying the theories and methods of longevity for more than 2000 years.

7. The ancient Chinese idiom "bei gong she ying" (mistaking the reflection of a bow in the cup for a snake—extremely suspicious) is a typical example of this suggestion. The ancient "zhu you" (praying for recovery) also includes somewhat the suggestion therapy.

8. Food preference refers to the addiction to a particular food or condiment that exceeds the endurance of the organism, consequently bringing harm to the organism.

9. Neonatal jaundice is marked by the yellowing of the general skin, mucous membrane and sclera. The disease is related to congenital factors of the fetus, hence the name "neonatal jaundice". It includes a series of diseases like elevated serum bilirubin.

10. The kidney, the congenital basis of life, controls the development of the bone and marrow; the spleen, the postnatal basis of life, is the source of the generation and transformation of qi and blood, and governs muscles and limbs.

二、请将下列方剂中的"证治解析""方义解析"和"加减变化"三部分段落翻译成英语

Shengma Gegen Decoction(Decoction of Rhizoma Cimicifugae and Radix Pueraia)

Source：*Yan Shi Xiao Er Fang Lun(Yan's Treatise on Infantile Prescriptions).*

Ingredients：Shengma(Rhizoma Cimicifugae), 10 g; Gegen(Radix Puerariae), 10 g; Shaoyao(Radix Paeoniae), 6g; Gancao(Radix Glycyrrhizae) (prepared), 3 g.

Administration：Decoct the above ingredients for oral administration.

Actions：Clearing away heat from the muscular surface, promoting eruption.

Indications：Measles at the stage of onset with stagnation of pathogenic heat marked by unsmooth eruption, body fever, headache, cough, conjunctival congestions with lacrimation, thirst, red tongue and rapid pulse.

Analysis of the syndrome and treatment：The prescription is the common recipe to treat measles at the onset stage. Measles is mostly due to excessive heat of the lungs and stomach reaching the muscular surface. When exogenous pathogenic factors stagnate in the exterior, there will exist hot sensation and aversion to wind, headache, pain of limbs, floating and rapid pulse; when the lungs fail to disperse qi, there will be cough; internal stagnation of pathogenic heat causes unsmooth eruption; when the pathogenic wind and heat attack upwards, there will appear conjunctival congestions with lacrimation; when heat scorches body fluid, it will give rise to thirst, red tongue with dry fur. The treatment lies in clearing away heat from the muscular surface and promoting eruption.

Interpretation of the prescription: In the recipe, the pungent, sweet and slightly cold-natured Shengma (Rhizoma Cimicifugae) is used to relieve exterior, clear away heat and promote eruption as the monarch drug. The sweet, pungent and cool-natured Gegen (Radix Puerariae) used with Shengma (Rhizoma Cimicifugae) helps the latter to clear away heat from the muscular surface, generates body fluid and removes heat as the minister drug; Shaoyao (Radix Paeoniae) clears away heat, cools blood and promotes blood circulation to remove blood stasis as the adjuvant drug; the prepared Gancao (Radix Glycyrrhizae) mediates all ingredients as the guiding drug. The four ingredients selected in the recipe clear away heat from the muscular surface to remove heat, as well as promote eruption and remove toxic substances.

Clinical application

1. **Main points of syndrome differentiation**: Clinically the main points of syndrome differentiation are unsmooth eruption, red tongue and rapid pulse.

2. **Modification**: In case of mild pathogenic heat, remove Shaoyao (Radix Paeoniae) to prevent its blood-cooling and yin-astringing actions as the obstacle to promoting eruption; in case of thirst and dysphoria with excessive heat, add Zhuye (Herba Lophatheri) and Lugen (Rhizoma Phragmitis) to generate body fluid, remove heat and cure dysphoria.

3. **Modern application**: The recipe cures measles at the onset stage marked by unsmooth eruption and pediatric eruptive diseases, or treats simple herpes and water-pox.

4. **Cautions**: The prescription is unadvisable for the case of shortness of breath, cough with dyspnea at the stage of eruption or pathogenic factors of measles sunken in the interior.

第九讲

一、请将下列中医句子翻译成英语

1. Rhizoma Cimicifugae is sweet, pungent and slightly bitter in taste, cool in nature, acting upon the lung, spleen and stomach meridians.

2. TCM holds that if heat affects the brain, it will give rise to yellow profuse and turbid nasal discharge.

3. Nasal vestibular eczema pertains to the category of "bi chuang" (nasal sore) in TCM according to its clinical manifestations. When pathogenic wind and heat invade the exterior, the stagnated heat of the lung meridian will go up. As the rising heat steams the inner nose, skin injury will occur, giving rise to swelling and sores. This is the etiology and pathogenesis of the disease.

4. When the nasal vestibule is irritated by the secretion from the nasal cavity or harmful dust, or when the skin injury is caused as the patient picks his nose, these will result in the bacterial infection, giving rise to the disease. This is the cause of nasal vestibulitis.

5. The commonly-seen syndromes of chronic tonsillitis include yin deficiency of the lungs, kidney yin deficiency. The treatment principle lies in nourishing yin and clearing away heat from the lungs, promoting body fluid generation and moistening the dry as well as clearing away heat from the throat to relieve sore throat respectively.

6. Inspection in pediatrics includes the observations of vitality, facial expression, physical build, orifices, macular eruption, urination, defecation and superficial venule of the index finger.

7. TCM believes man and the universe, all vital activities and nature are closely related to one other, and man should keep harmony with nature at any time anywhere. This is the thought of "man's relevant adaptation to nature".

8. According to the effects of colors on emotions, certain colors may be selected to exert direct effects on the mind and emotions. This is the so-called pleasing the eyes and refreshing the mind. Besides, the color tones, color temperatures, etc. may also be used to regulate emotions.

9. Overstrain includes physical overstrain, mental overstrain and sexual overstrain.

10. Pharyngeal paraesthesia, an intermittently occurring pharyngolaryngeal

disease, is due to the disorder of qi marked by pharyngeal foreign object sensation like an object obstructing the throat which cannot be expectorated and swallowed.

二、请将下列中医段落翻译成英语

Lichun(Beginning of Spring), the first one of the 24 solar terms, is regarded as the beginning of spring by the Chinese folks. Spring refers to the period from Lichun to the previous day of Lixia(Beginning of Summer) which includes the other solar terms of Yushui(Rain Water), Jingzhe(Waking of Insects), Qingming(Pure Brightness) and Guyu(Grain Rain) chronologically. It is the time to germinate and grow during the three months of spring. It shifts from cold to warm; ice and snow melt; yang qi ascends; various living things come to life and develop, with a new face. Everything under the heaven and on the earth overflows with vigor and everywhere seems a picture of prosperity. At this time, yang qi of the human body also conforms to nature to disperse upwards and outwards. Therefore, health cultivation and rehabilitation should conform to the characteristics of "germination and growth" in spring.

第十讲

一、请将下列中医句子翻译成英语

1. Radix Salviae Miltiorrhizae is bitter in taste, slightly warm in nature, acting upon the heart and liver meridians.

2. The kidneys control water metabolism and the five kinds of body fluids. Nasal discharge belongs to one of the five types of body fluids.

3. Acute rhinitis is the acute inflammation of the nasal mucosa, with the main symptoms of nasal obstruction, sneezing and increased nasal discharge. The disease occurs in the four seasons, but prevails in winter.

4. Acute pharyngitis is the acute inflammation of the pharyngeal mucosa, submucous tissue and lymph tissue. It is mostly a part of infection of the upper respiratory tract. The disease is largely due to the fact that rhinitis spreads downwards or originates from the pharynx at the beginning.

5. Reddish complexion mostly indicates heat syndromes; whitish complexion cold syndrome; yellowish complexion asthenia and dampness syndromes; bluish complexion cold, algesia, convulsion, and blood stasis syndromes; blackish

complexion cold syndrome, serious cases and fluid retention syndrome.

6. When applying the method of "checking one emotion with another", pay attention to the intensity of the emotional stimuli. The intensity has to exceed or overwhelm that of the pathogenic emotion.

7. Normal emotional activities are the protective reactions of the organism to the outside irritating factors and harmless to somatopsychic health.

8. Acute laryngitis is the acute inflammation of the laryngeal mucosa. It is one of the commonly-seen acute infectious diseases of the respiratory tract. The disease is often the secondary disorder of acute rhinitis and acute pharyngitis.

9. Anorexia, a commonly-seen disease of the spleen and stomach, is clinically marked by longer poor appetite and disliking of eating.

10. Aphtha is divided into sthenic fire syndrome and asthenic fire syndrome based on the differences in pathogenic factors and the variations of individual physique of infantile patients in syndrome differentiation.

二、请将下列方剂中的"证治解析""方义解析"和"加减变化"三部分翻译成英语

Sang Ju Decoction(Decoction of Mulberry Leaf and Chrysanthemum)

Source：*Wen Bing Tiao Bian* (*Treatise on Differentiation and Treatment of Epidemic Febrile Diseases*)

Ingredients：Sangye(Folium Mori), 1.5g; Juhua(Flos Chrysanthemi), 3g; Xingren(Semen Armeniacae Amarum), 6g; Lianqiao (Fructus Forsythiae), 5g; Bohe(Herba Menthae), 2.5g; Jiegeng (Radix Platycodi), 6g; Gancao (Radix Glycyrrhizae)(not prepared), 2.5g and Weigen(Rhizoma Phragmitis), 6g.

Administration：Decoct the above ingredients for oral administration.

Actions：Dispersing wind and clearing away heat, dispersing the lungs to relieve cough.

Indications：Onset of wind and warm syndrome marked by cough, mild body fever, slight thirst, floating and rapid pulse.

Analysis of the syndrome and treatment：This prescription is the basic recipe to treat the early stage of exogenous wind and warm syndrome. When the warm pathogen enters the lungs via the nose, the lungs will fail to disperse, giving rise to cough as the main symptom of the pathological changes; the pathogenic factors are shallow-located, without severely consuming body fluid, causing mild body fever and slight thirst; floating and rapid pulse is the sign of exterior heat. The treatment lies in dispersing wind and clearing away heat, dispersing the lungs to relieve cough.

Interpretation of the prescription: In the recipe, the sweet and cool-natured Sangye(Folium Mori) and Juhua(Flos Chrysanthemi) disperse wind and heat of the upper energizer, clear away heat from the head and eyes as the monarch drugs. Sangye(Folium Mori) aptly enters the lung collateral to disperse the lungs, which disperses the lung heat to relieve cough. Juhua(Flos Chrysanthemi) aptly disperses wind and heat, clears away heat from the head and eyes and disperses the lungs. Jiegeng(Radix Platycodi) disperses the lung qi while Xingren(Semen Armeniacae Amarum) descends the lung qi. The two ingredients, one with ascending effect, the other with descending effect, disperse the lung qi to relieve cough, as the minister drugs. Bohe(Herba Menthae) dispels wind and heat of the upper energizer, and helps Sangye(Folium Mori) and Juhua(Flos Chrysanthemi) remove exterior heat; Lianqiao(Fructus Forsythiae) pungent in flavor and cold in nature clears away heat and removes toxic substances; Lugen(Rhizoma Phragmitis) sweet in taste and cold in nature clears away heat and generates body fluid to relieve thirst. The three drugs act jointly as the adjuvant drugs. Gancao(Radix Glycyrrhizae, unprepared) clears away heat and removes poisoning to relieve throat together with Jiegeng(Radix Platycodi), relieves cough along with Xingren(Semen Armeniacae Amarum), and mediates all ingredients. Gancao(Radix Glycyrrhizae, unprepared) is used as the adjuvant and guiding drugs. All the ingredients selected in the recipe disperse wind and heat of the upper energizer, promote the flow of lung qi to relieve the exterior syndromes and check cough. All the drugs jointly achieve the actions of dispersing wind and clearing away heat, dispersing the lungs to check cough. The prescription is called "mild pungent and cool-natured prescription" in *Wen Bing Tiao Bian (Treatise on Differentiation and Treatment of Epidemic Febrile Diseases)* by Wu Jutong.

Clinical Application

(1) **Mainpoints of syndrome differentiation:** Clinically, the main points of syndrome differentiation are cough, mild fever, slight thirst, floating and rapid pulse.

(2) **Modification:** In case of severe heat in the lungs, cough and yellow sputum, add Huangqin(Radix Scutellariae) and Sangbaipi(Cortex Mori Radicis) to clear away heat from the lungs to relieve cough; in case of thirst, add Tianhuafen

(Radix Trichosanthis) to remove heat and generate body fluid; in case of severe cough due to lung heat impairing collaterals, with blood in sputum, add Maogen (Radix Rubi Parvifolii), Oujie(Nodus Nelumbinis Rhizomatis) and Danpi(Cortex Moutan Radicis) to cool and check blood.

(3) **Modern application**: It is applicable to infection of upper respiratory tract, flu, acute bronchitis and acute tonsillitis due to mild wind and heat invading the lungs.

(4) **Cautions**: It is unadvisable to be used in case of cough due to wind and cold. Since the drugs in the recipe are of dispelling effects and volatile, they are not advisable for long decoction.

第十一讲

一、请将下列中医句子翻译成英语

1. Fructus Mume is sour in taste, warm in nature, acting upon the liver, spleen, lung and large intestine meridians.

2. The heart governs osphresis. Clinically, olfactory hallucination, or nervous anosmia may be cured by treating the heart meridian.

3. Chronic rhinitis is mostly due to the incomplete treatment of acute rhinitis. Generally, in mild cases, it is chronic simple rhinitis while in the case of prolonged aggravation, it may develop into chronic hypertrophic rhinitis.

4. The pharyngeal region of the chronic pharyngitis patient manifests various uncomfortable sensations like foreign body sensation, dryness, itching, calor and slight pain. Secretion may be profuse or scanty, but adheres to the posterior pharyngeal wall.

5. The observation of the fingerprint means inspecting the changes of the radial superficial veins on the index finger of the infants under three years of age. It is a complementary method for the substitution of pulse diagnosis.

6. One basic requirement of TCM life cultivation is "normal daily life" which means regular work, rest and daily life. This is an important principle for strengthening good health and prolonging life.

7. Conforming to nature is the important content of the concept of holism in Chinese medical system. All the methods and functions both in life cultivation and health care and the rehabilitation of diseases are embodied in the feature of

conforming to nature.

8. Sexual precocity, an endocrine disease, refers to the beginning of adolescence below the age of 8 in girls and the enlargement of the testes and penis below the age of 9.

9. Viscera are the material basis of the physiological functions of the human body, while meridians and collaterals are the channels where qi and blood of the human body circulate, and through which the general organs communicate with limbs.

10. The hair is closely related to the five zang organs. The state of the hair can directly reflect the situations of the five zang organs, qi and blood.

二、请将下列中医段落翻译成英语

The theory of TCM health cultivation and rehabilitation has believed that people may go to bed late at night and rise early in the morning to be fully bathed in the spring sunlight, to let the hair hang down, loosen the clothes and belt, limber up the body and take a walk in the courtyard to make the mind natural and at ease just like the germination and growth in spring. Yang qi ascends in spring. But at this time, wind is in season and the climate changes greatly. Especially during the early spring, yang qi appears before long while cold still does not vanish completely. Thus, the climate changes even more dramatically. Cold waves often attack people and the climate mostly alternates between cold and warmth abruptly. In addition, the yang qi of the human body begins to reach the exterior and the skin stria becomes loose. Accordingly, the body resistance against pathogenic cold weakens relatively. At this time, the temperature changes dramatically and abnormally, people may "avoid the exogenous pathogenic factors in time." Especially old people, children and people with weak physique may modify their clothes instantly to keep the body warm. These people may not wear less clothes and use less quilts too early or cut down on clothes abruptly. The ancients' so-called "Wearing more clothes in spring and less in autumn" is indeed the wise remark of experienced people. Wearing a proper amount of clothing keeps the body warm to resist wind and cold, makes the human body conform to the climatic changes gradually in spring. This may promote the ascending of yang qi of the human body to nourish yang.

第十二讲

一、请将下列中医句子翻译成英语

1. Rhizoma Polygonati Odorati is sweet in taste, neutral in nature, acting upon the lung and stomach meridians.

2. The pharynx and the larynx refer to two different parts. As for this, western medicine and modern TCM have the same understanding.

3. The commonly-seen syndromes of chronic rhinitis include stagnated heat of the lung meridian, deficiency and cold of the lung qi, excessive dampness due to asthenia of the spleen and blood stasis due to qi stagnation.

4. Peritonsillar abscess is the suppurative inflammation of the peritonsillar space which manifests at the early stage as phlegmon of peritonsillar tissue, and then will develop into abscess.

5. Olfaction and auscultation refer to smelling the patient's odor and listening to the patient's voice. Listening to the voice includes infantile cry, cough, breath and speech. Smelling the odor includes the odor from the mouth, vomitus, urine and stool.

6. Chinese life cultivation experts have created quite a number of beneficial and effective sleeping methods for life cultivation. These methods are simple, convenient and easy to practice, with great effects.

7. Bad emotions due to mental stimuli may be let off by sports activities and also by diverting one's attention to regulate the balance of the organism.

8. Infantile hyperactive syndrome, also called "minimal brain dysfunction" (MBD), is a group of syndromes occurring during the childhood clinically marked by distractibility, hyperkinesia, susceptibility to impetuosity and willfulness as well as difficulty in study which do not match the age obviously. However, the intelligence of infantile patients is normal or close to normal.

9. Extreme emotional activities may also cause the changes of the hair. For example, excessive worry and anxiety often give rise to premature grey hair and baldness.

10. Low fever below 38℃ is a commonly-seen symptom after the recovery from the febrile disease.

二、请将下列中医段落翻译成英语

Treating Winter Diseases During the Three Nine-Day Periods

Traditional Chinese medicine holds " Man and nature integrate into one, while man corresponds to nature. " It is the coldest time during the three nine-day periods in winter. During this phase in the human body, yang qi conceals; qi and blood circulate obstructively; the skin becomes dry; the orifices are obstructed. People are susceptible to various diseases at this time. It is the best time to carry out the treatment of winter diseases with acupoint drug application during the three nine-day periods. The acupoint drug application in winter not only strengthens effects of treating winter diseases in summer, but also contains the outbreaks of diseases, and supports yang qi in the human body. Accordingly, this therapy may enhance human body resistance, eliminate diseases to achieve more ideal therapeutic effects.

Indications of treating winter diseases during the three nine-day periods

1. Various types of pain diseases due to pathogenic wind, cold and dampness: Various types of pain due to pathogenic wind, cold and dampness involving the neck, shoulders, the waist and legs such as cervical spondylosis, lumbar spondylosis, shoulder periarthritis, lumbago due to kidney asthenia, arthritis, hyperosteogeny, and air-conditioning diseases.

2. Respiratory diseases: Asthma, chronic bronchitis, allergic rhinitis, susceptibility to common cold due to physical weakness.

3. Digestive diseases: Gastric distension, regurgitation of gastric acid and stomachache etc. due to chronic gastritis and gastric ulceration, gastrointestinal dysfunction, chronic diarrhea.

4. Gynecological and obstetrical diseases: Dysmenorrhea, postpartum headache, postpartum attack by pathogenic wind and cold, postpartum physical pain, etc. due to cold syndrome.

5. Other diseases: Cold and cool limbs, aversion to cold and hypoimmunity.

第十三讲

一、请将下列中医句子翻译成英语

1. Gypsum Fibrosum is pungent and sweet in taste, cold in nature, acting upon the lung and stomach meridians.

2. The application of an otoscope(with the light source and a magnifier)during the examination is convenient for the observation of the subtle pathological changes.

3. Atrophic rhinitis is the atrophy of the nasal mucosa and the submucous layer, even turbinate periost and the substance of bone.

4. The attack of peritonsillar abscess can be divided into the early stage, metaphase and late stage which respectively correspond to wind and heat invading the stomach, excessive heat of the lungs and stomach as well as lingering pathogenic factors due to yin deficiency in syndrome differentiation of peritonsillar abscess.

5. Inquiry in pediatric diagnosis includes not only direct inquiry of the older infants, but also inquiry of their family members and the workers from the nursery about the state of the outbreak of the disease. Inquiry may cover such aspects as the sex, age, state of the illness and date of the onset of the illness, treatment(including the use of drugs), personal history, vaccination and family hereditary history, etc.

6. People should shun the wind when undressing in the case of profuse sweating. Otherwise, they are susceptible to attacks by pathogenic wind and cold, giving rise to diseases.

7. Yellow, light blue and light green possess the actions of checking terror and fear, and benefiting thinking. These colors are beneficial to overcome fear and distraction.

8. Enuresis, a disease of involuntary emptying of the urinary bladder during sleep, occurs in children above the age of 5, which is discovered after wakening.

9. Edema due to yin deficiency is commonly-seen in patients who have not recovered from deficiency of yin and blood following the febrile disease, with the manifestations of mild edema of limbs, or low fever, flushed complexion, feverish palms and soles, dry mouth and throat, mental fatigue, deep red tongue with a little fur, feeble and thready or knotted and intermittent pulse.

10. Hypodynamia due to asthenia of the spleen and stomach manifests emaciation, sallow complexion, shortness of breath with the disinclination to speak, poor appetite, epigastric oppression, anorexia, flaccidity of limbs, loose stool, pale and tender tongue, feeble pulse.

二、将下列中医段落翻译成英语

Ear acupuncture therapy, a method to promote rehabilitation, applies the methods such as acupuncture, needle-embedding therapy and electrotherapy to puncture the corresponding acupoints of the specific sites of the auricle according to certain acupoint selection principles.

The auricle is like an inverted fetus with the corresponding sites of the internal organs, limbs and other tissues and organs of the fetus on it. The location and nomenclature of auricular acupoints mostly correspond with such a distribution and have certain regularity.

The auricular acupoint (also called positive sensitive point, sensitive spot, tenderness point, well-conducting point, etc.) has double value in diagnosis and treatment. The commonly-used methods of ear acupuncture therapy include needle-embedding therapy, seed-pressing method, needling method with the filiform needle, electroacupuncture, warming needle therapy, etc. Ear acupuncture therapy is commonly applicable to various painful diseases as well as many dysfunctional diseases in TCM health preservation and rehabilitation such as hemicrania, trigeminal neuralgia, toothache, sciatica, hypertension, insomnia, aphasia, numbness of limbs, indigestion, gallstone, chronic tracheitis, chronic enteritis, chronic pelvic inflammation, impotence and menopausal syndrome.

Strict measures should be taken for antisepsis during ear acupuncture therapy. Needling is contraindicated on the site with frostbite or inflammation. Immediate treatment is required in case of infection. Besides, needling is contraindicated in pregnant women with a history of habitual abortion; patients with sprain or disturbance of limb movement should move the affected part to improve the rehabilitation effects when the feeling of congestion and feverish sensation appears on the auricle after the insertion of the needle.

第十四讲

一、请将下列中医句子翻译成英语

1. Rhizoma Bletillae is bitter and sweet in taste, cool in nature, acting upon the lung meridian.

2. The ventilation examination of the auditory tube is to examine whether or not the auditory tube is unobstructed by squeezing air into the tympanic cavity through the auditory tube.

3. The outbreak of atrophic rhinitis is closely related to the climate and the external environment, and prevails in fall and winter. The incidence is higher in

some cold and dry places. Abnormally high temperature and increased floating dust may cause the onset of the disease, too.

4. Nasopharyngeal carcinoma is one of the frequently-encountered carcinomas in China. Its sick rate is highest in Guangdong Province. Guangxi, Hunan and Fujian provinces are just next to Guangdong in this field.

5. Feeling the pulse in diagnosis of the infants is known as one finger touching the three portions of the pulse. That is to say, the doctor uses his or her thumb or index finger to press the three parts of Cun, Guan and Chi to distinguish the variations of the pulse conditions under the light, moderate and heavy pressure of the fingers.

6. Seasons have direct influences on the five zang organs and six fu organs, meridians, collaterals and acupoints. Relative excess of qi and blood may occur in different viscera, meridians and collaterals in different seasons. For examples, "relative excess of qi and blood exists in the liver in spring"; "relative excess of qi and blood exists in the heart in summer"; "relative excess of qi and blood exists in the spleen in late summer"; "relative excess of qi and blood exists in the lungs in autumn"; "relative excess of qi and blood exists in the kidneys in winter."

7. Constant constipation may cause the rise of turbid qi, adverse and disorderly qi flow and blood circulation, and visceral dysfunctions, consequently giving rise to or inducing many diseases.

8. Hydrocephalus, a disease of intracranial hypertension caused by increased volume of cerebrospinal fluid, is clinically marked by enlarged skull and separation of bregmatic cranial sutures.

9. Hypertension due to deficiency of both yin and yang manifests light-headedness with the sensation of walking like sitting in a boat, lusterless complexion, occasional fever, palpitation, shortness of breath, aching pain and flaccidity of the waist and knees, frequent and profuse nocturnal urine, or edema, pale and tender tongue, deep and thready or tense pulse.

10. Apoplexy is divided into two types of "apoplexy involving meridians and collaterals" and "apoplexy involving viscera" in TCM. The former generally refers to freedom from the changes of mentality and the latter often to the more serious state of illness with unconsciousness.

二、请将下列中医段落翻译成英语

Scalp acupuncture therapy is a method to treat diseases or promote the somatopsychic rehabilitation of the patient by needling the specific areas of the scalp.

The specific stimulation areas of the scalp are established on the basis of the location theory of corticocerebral functions. The antero-posterior midline of the scalp and the eyebrow-occiput line, the two standard lines, should be firstly established in order to delimit the stimulation areas of the scalp acupuncture precisely. On the basis of this, specific stimulation areas can be determined respectively. The division of the stimulation areas of the scalp acupuncture may be determined with the help of flexible rule in general. The location may be determined by the experience with the mastery of the skill. Finger measurement may be applicable to patients of different age groups and different scalp types. Generally, the middle joint bone of the middle finger of an adult measures 2 to 2.5cm. The division of stimulation areas of scalp acupuncture is very strict. Each stimulation area accurately corresponds to the indications it controls. Therefore, all the areas and their corresponding indications should be mastered and correctly used in TCM health preservation and rehabilitation.

In scalp acupuncture therapy, the stimulation area opposite to the diseased limb is mostly selected for the disease of the unilateral limb in the stimulation area selection; the bilateral stimulation areas are selected for diseases of bilateral limbs, etc. Quick speed and a wide range are advisable to twirl the needle in scalp acupuncture(200 times per minute). When twirling and retaining the needle, let or help the patient move the limbs and enhance training. This helps to improve the therapeutic effects.

Scalp acupuncture therapy is applicable to the rehabilitation of cerebrogenic diseases such as hemiplegia, aphasia, facial distortion, tinnitus, numbness, vertigo and chorea; it also has better therapeutic effects on the treatment of cardiovascular diseases, diseases of digestive system as well as many types of neuralgia and enuresis.

The head with hair is susceptible to infection, accordingly strict sterilization should be done during scalp acupuncture therapy; the therapy is not advisable for the patients with apoplexy during acute attack; it is not applicable to the patients with accompanying high fever and heart failure, either. In addition, the stimulation of scalp acupuncture is more severe, so needling fainting should be particularly prevented. The scalp with rich blood vessels is subject to hemorrhage. When withdrawing the needle, press the punctured site with the cotton ball.

第十五讲

一、请将下列中医句子翻译成英语

1. Fructus Benincasae is sweet and light in taste, cool in nature, acting upon the lung, large intestine, small intestine and urinary bladder meridians.

2. The audiometry is of vital importance for the diagnosis and treatment of otic diseases. The peaceful environment free from noises is advisable for the audiometry.

3. Allergic rhinitis, an allergic disease, was once called hypersensitive rhinitis in the past. It is the allergic disease of the nasal mucosa.

4. The etiological factors of nasopharyngeal carcinoma have not been well understood so far, but are possibly related to environmental carcinogenic factors, viral factors and genetic factors.

5. Summer controls fire and the heart is the organ of fire which governs emotions. Thus, the summer-heat easily acts upon the heart to cause uprising of the heart fire, giving rise to restlessness of the mind, irascibility, anxiety, uneasiness, even insomnia, etc.

6. Palpation includes the pressure and touching and feeling the fontanel, neck, armpits, limbs, chest and abdomen, especially the fontanel and abdomen.

7. Dampness prevails in the east, heat in the south, dryness in the west and cold in the north in the Chinese geographical environments.

8. Emotions, sexual life and physical exercises may also influence urination to a certain degree. Therefore, people should keep optimistic, regulate sexual life and maintain moderate physical exercises.

9. Flaccidity, a syndrome of muscular atrophy, is caused by the inability of limbs to move freely due to prolonged softness and weakness of the muscles and tendons of limbs.

10. Body acupuncture, a TCM therapy, is a method to promote the patent's somatopsychic rehabilitation by needling the acupoints properly selected according to the courses of meridians and collaterals with various needles.

二、请将下列方剂中的"证治解析""方义解析"和"加减变化"三部分段落翻译成英语

Jiuwei Qianghuo Decoction(Notopterygium Decoction of Nine Ingredients)

Source：Cited from *Ci Shi Nan Zhi* (*Medical Problems*) by Zhang Yuansu.

Ingredients: Qianghuo (Rhizoma seu Radix Notopterygii), Fangfeng (Radix Ledebouriellae) and Cangzhu (Rhizoma Atractyloidis), 6 g respectively; Xixin (Herba Asari), 2 g; Chuanxiong (Rhizoma Ligustici Chuanxiong), Baizhi (Radix Angelicae Dahuricae), Shengdi (Radix Rehmanniae), Huangqin (Radix Scutellariae) and Gancao (Radix Glycyrrhizae), 3 g respectively.

Administration: Decoct all the above ingredients for oral administration.

Actions: Inducing diaphoresis and eliminating dampness, with simultaneously clearing away heat from the interior.

Indications: Exogenous syndrome of pathogenic wind, cold and dampness with the coexistence of interior heat. The clinical manifestations are aversion to cold, fever, anhidrosis, headache, stiff nape, aching pain of limbs and body, bitter taste with slight thirst, white or yellowish fur, and floating pulse.

Analysis of the syndrome and treatment: This prescription is the common prescription of curing exogenous syndrome of pathogenic wind, cold and dampness with the coexistence of interior heat. Pathogenic wind and cold confine the skin surface, causing aversion to cold, fever, anhidrosis, headache and stiff nape. When pathogenic dampness stagnates in meridians and collaterals, qi and blood will not circulate smoothly, resulting in aching pain of limbs. Interior heat leads to bitter taste and slight thirst. The treatment lies in dispelling pathogenic wind, cold and dampness, with simultaneously clearing away heat from the interior.

Interpretation of the prescription: In the recipe, Qianghuo (Rhizoma seu Radix Notopterygii) is pungent, aromatic, warm- and rising-natured. It expels superficial cold, wind and dampness, promotes free movement of joints and relieves arthralgia and pain as the monarch drug of curing pathogenic wind, cold and dampness. Fangfeng (Radix Ledebouriellae) expels wind, dampness and cold, and relieves pain as the moist-natured drug of wind-expelling drugs. Cangzhu (Rhizoma Atractyloidis) with pungent and bitter taste and warm nature dries dampness. The two drugs jointly help Qianghuo (Rhizoma seu Radix Notopterygii) dispel cold and dampness and relieve pain as the minister drugs. Xixin (Herba Asari) and Baizhi (Radix Angelicae Dahuricae) dispel cold and wind and relieve pain. Chuanxiong (Rhizoma Ligustici Chuanxiong) rises to the head and eyes to promote blood circulation to relieve pain. Shengdi (Radix Rehmanniae) cools blood and Huangqin (Radix Scutellariae) clears away heat. The two ingredients also prevent the excessive pungency, warm, dry and drastic nature of all ingredients as the adjuvant drugs. Gancao(Radix Glycyrrhizae) mediates all ingredients as the guiding drug. All the ingredients making up the recipe expel superficial cold and dampness, clear away interior heat as the prescription of inducing diaphoresis, expelling dampness and simultaneously clearing away the interior heat.

Characteristics of selecting drugs in the prescription: The first characteristic is that exterior-relieving, rising- and expelling-natured drugs are used together with the drugs of clearing away interior heat to induce diaphoresis, expel dampness and simultaneously clear away interior heat. The second feature is that the drugs available for six meridians embody the basic structure of treatment based on the classification of meridians. The whole recipe relieves exterior, clears away interior heat. The combined use of six meridians ensures flexible modification to treat seasonal exogenous diseases.

Clinical application

1. **Main points of syndrome differentiation:** Clinically, the main points of syndrome differentiation are aversion to cold, fever, headache, anhidrosis, aching pain of limbs and body, bitter taste with slight thirst.

2. **Modification:** Remove Shengdi(Radix Rehmanniae) and Huangqin(Radix Scutellariae) in case of no bitter taste and slight thirst; double the dosage of Qianghuo(Rhizoma seu Radix Notopterygii) to enhance the potency of relieving arthralgia and pain in case of severe upper body pain; increase the dosage of guiding drug in case of marked headache based on the affected region; remove the grease-generating Shengdi(Radix Rehmanniae), increase the dosage of Cangzhu(Rhizoma Atractyloidis) or add Zhiqiao(Fructus Aurantii) and Houpo(Cortex Magnoliae Officinalis) to promote qi flow and resolve dampness in case of severe dampness with white and greasy fur.

3. **Modern application:** It is applicable to common cold and flu due to exogenous syndrome of wind, cold and dampness with the coexistence of interior heat. After the modification, it cures rheumatic arthritis, hemicrania, etc.

4. **Cautions:** There exist more pungent, warm-, dry- and drastic-natured ingredients in the prescription. Therefore, it is not advisable for the exterior syndrome of wind and heat as well as interior heat due to yin deficiency.

第十六讲

一、请将下列中医句子翻译成英语

1. Rhizoma Pinelliae is pungent in taste, warm in nature with toxicity, acting upon the lung, spleen and stomach meridians.

2. The voice test is to determine the patient's auditory acuity of the voice so that the severity of hypoacusis can be determined.

3. The commonly-seen syndromes of allergic rhinitis include wind and cold invading the stomach, internal accumulation of lung qi, qi deficiency of the lungs and spleen, yang deficiency of the kidneys.

4. The site of nasopharynx is concealed. Meanwhile, the early symptoms of nasopharyngeal carcinoma are more complex. Therefore, take care to attach great importance to the clinical symptoms so that the early discovery and timely treatment are planned.

5. One basic requirement of TCM life cultivation is "normal daily life" which means regular work, rest and daily life. This is an important principle for strengthening health and prolonging life.

6. The occurrence of many diseases is related to hereditary factors. So the health of the family members and directly-related members should be inquired to see if there is family hereditary diseases such as bronchial asthma, haemophilia and hypophrenia as well as consanguineous marriage.

7. People in different regions differ from one another in physique and susceptibility to diseases. Accordingly, different treatments may be based on specific situations during the daily life cultivation and the rehabilitation of diseases.

8. Sexual function is the human instinct. Only by bringing the instinct into full play can the biological mechanism of the mutual causality "between matter and function", which the human body should abide by, achieve the balance.

9. Cerebral palsy is a syndrome of morbid disablement or traumatic maim of central nervous system commonly seen in fetuses and infants.

10. Filiform needle therapy is the commonly-seen instrument in acupuncture. The therapy has the actions of regulating visceral functions, qi flow and blood circulation, relieving pain, sedation, etc.

二、请将下列中医段落翻译成英语

The Five Mimic-animal Games

It is a classical physical exercise which imitates the movements of the five animals of tigers, deer, bears, monkeys and birds. The exercise has been the method for Chinese people to build up health and to prolong life since the ancient times.

The games of mimic-tiger: It imitates the tiger's image, adopts the tiger's air and its perfect utilization of its paws as well as its movements of shaking the head and wagging the tail, bulging and vibrating the whole body. The games requires concentration of the mind on Mingmen. It has the functions of strengthening the kidneys and waist, enhancing the bone and promoting the production of marrow. The exercise may remove obstruction of governing meridian and eliminate pathogenic wind.

The games of mimic-deer: It imitates the deer's image, adopts the animal's longevity and intelligence as well as its perfect use of the coccyx. The games requires concentration of the mind on the coccyx. It can remove obstruction of meridians and collaterals, promote blood circulation, limber up muscles and joints.

The games of mimic-bear: It imitates the bear's image of being clumsy in bodily movement and great in physical strength, static in exterior and dynamic in interior. The games requires concentration of the mind on Zhongwan (within the navel), and puts emphasis on being dynamic in the interior and static in exterior.

The games of mimic-monkey: It imitates the monkey's image of being alert, dexterous and quick in action, and liable to movement. The games requires concentration of the mind on the navel to seek for physical movement and mental peace.

The games of mimic-bird: It is also called the boxing of mimic-crane which imitates the crane's image of being lithe in flying and unfolding in action. Practicing this games requires concentration of the mind on Qihai. It can regulate and promote qi flow and blood circulation, dredge meridians and collaterals, limber up the tendons, bones and joints.

The five mimic-animal games not only includes bodily movements, but also requires elimination of all stray thoughts, concentration of the mind on Dantian as well as the cooperation of respiration. The boxing can regulate yin and yang, promote qi flow and blood circulation, strengthen the body resistance to eliminate pathogenic factors. Therefore, it has better actions of nourishing the mind, regulating qi flow and blood circulation, strengthening viscera, dredging meridians and collaterals, limbering up muscles and joints, and facilitating flexible movement of joints. Clinically, the games is commonly applicable to patients with hemiplegia, paraplegia, arthralgia syndrome, flaccidity syndrome, osteoporosis, parkinsonian syndrome, etc. at the stage of recovery.

第十七讲

一、请将下列中医句子翻译成英语

1. Radix Glycyrrhizae is sweet in taste, neutral in nature, acting upon the spleen, stomach and lung meridians.

2. The Rinne's test (Schwabach's test) is used to determine the types of deafness by comparing the time duration of the air conduction and the duration of the bone conduction.

3. Nasal polyp, a neoplasm of the nasal cavity and nasal sinus, is mostly seen in the ethmoid sinus.

4. The pathogenic factors of nasopharyngeal carcinoma are very complicated and related to emotional depression, external attack by pathogenic factors, food impairment, bad hobbies, etc.

5. Infantile fever can be tested by the thermometer or by feeling, such as feverish palms and soles, feverish forehead, etc.

6. The examination of the fontanel should focus on the closure time, size, depression and bulge of the fontanel.

7. There exists the theory of "nourishing yang in spring and summer, and nourishing yin in autumn and winter" in TCM. Drugs may be modified in different seasons to achieve better therapeutic effects during the rehabilitation.

8. There are many agents to enhance sexual urge or sexual power with quick effects in traditional Chinese drugs and western agents.

9. Epilepsy, a pediatric disease commonly-seen in clinic, is the paroxysmal, sudden and temporary disturbance of the brain due to abnormal and excessive electric discharge of cerebral nerves, which is a syndrome of cerebral dysfunction due to many factors.

10. The therapy with the warming needle means that the body of the needle is

warm in certain ways on the basis of the filiform needle therapy. It has the actions of activating yang to dispel cold, promoting qi flow and blood circulation.

二、请将下列中医段落翻译成英语

Eight-section Brocade Exercise

Eight-section brocade exercise consists of eight different movements, hence the name "eight-section exercise". This gymnastic activity strengthens health, prolongs life and eliminates diseases. Its effect is excellent, just as if a piece of bright and colorful brocade presents itself before people's eyes, hence the name "brocade". Practicing eight-section brocade exercise is not limited by the surroundings and place. Thus, it can be performed at any time and in any place. Besides, the postures are easy to memorize and learn. Meanwhile, its amount of exercise is moderate. The exercise is suitable for both the old and the young. It is not only used for strengthening health, but also for the rehabilitation of many chronic diseases. Accordingly, eight-section brocade exercise has been handed down from ancient times to the present and still has been the popular keep-fit method among the vast number of the Chinese masses.

The content of eight-section brocade exercise has been written in the form of seven-character verse, from which the different effects of different movements on health preservation can be seen. The verse reads:

Both hands stretch upward to regulate triple energizer,

bend a bow with alternate hands to shoot a vulture;

stretch one hand upward to regulate gastrosplenic functions,

look round to remove seven types of impairment and five kinds of consumptive diseases;

shake the head and wag the tail to eliminate the heart fire,

both hands reach for feet to reinforce the kidneys and lumbus;

clench fists with round eyes to enhance physical strength,

hold the neck with interlocked hands and jolt to prevent all diseases.

第十八讲

一、请将下列中医句子翻译成英语

1. Radix Rehmanniae is sweet, bitter in taste, cool in nature, acting upon the

heart, liver and the kidney meridians.

2. The audiometer test is a more accurate method with the application of instruments. It can not only determine the nature of hypoacusis, but also the severity of hypoacusis.

3. Acute nasosinusitis generally refers to acute suppurative nasosinusitis which is the suppurative infection of the mucosa of the nasal sinus.

4. Acute epiglottiditis is the acute laryngitis of the epiglottis mainly above the glottic region. It is also called supraglottic laryngitis or preepiglottic angina.

5. The internal therapeutic methods for diseases of the throat include dispelling wind to relieve exterior syndrome, clearing away heat and removing toxin, normalizing diaphragm and relaxing bowels, removing blood stasis and pus, nourishing yin and body fluid, warming and invigorating the primordial qi, etc.

6. The pathological characteristics of the infants include two aspects: easy contraction and rapid transmission, pure zang-organ qi and easy recovery.

7. Chinese life cultivation experts throughout the history believe that healthy and longevous people view the world optimistically and positively. They do not approach society pessimistically and negatively.

8. Mental workers refer to people who use the brain for a longer time for spiritual and thinking activities.

9. Infantile convulsions, a commonly-encountered disease, is caused by many factors and mainly manifests clonic convulsions of the general or local muscles often accompanied by unconsciousness.

10. Electro-acupuncture therapy, a method to promote rehabilitation, uses the electric stimulator to output a small amount of electric current approaching the bioelectricity of the human body which acts on the human body by means of the filiform needle inserted into the acupoints.

二、请将下列中医段落翻译成英语

Tai Chi

It is a method of health preservation and rehabilitation conforming to nature. It requires the close integration of breathing, consciousness and movements to achieve the state of integrating the exterior with interior into one in the perfect harmony. The present popular school of Tai Chi is the simplified Tai Chi (24-posture style). The movements vary from simple ones to complicated ones, from easy ones to difficult ones, proceeding in an orderly way and step by step. Accordingly, it is convenient to spread and master. In addition, there are 48-posture Tai Chi, 88-posture Tai Chi, etc. , the amount of exercises of which increase in proper order, the movements of which are complicated correspondingly.

The course of Tai Chi is under the guidance of the philosophical theory of Tai Chi (infinite void). Every stroke and every posture forms the Tai Chi diagrams. The shape of Tai Chi is "Tai Chi" and the intention of Tai Chi also lies in "Tai Chi". The movement of Tai Chi generates yang, while the motionlessness of Tai Chi generates yin, with both of which stimulate qi and blood of the human body itself to reach the state that "Yin is even and well while yang is firm. ", and to make life brimming with exuberant vigor.

Persevering in practicing Tai Chi may coordinate viscera, promote qi activities, regulate yin and yang and strengthen health. Thus, it has better rehabilitation effect. Clinically, it is commonly applicable to patients with hypertension, hypotension, myocardiac infarction, chronic obstructive pulmonary disease, gastroptosis, chronic hepatitis, etc. at the stage of recovery.

第十九讲

一、请将下列中医句子翻译成英语

1. Radix Angelicae Sinensis is sweet and pungent in taste, warm in nature, acting upon the heart, spleen and liver meridians.

2. The posterior rhinoscopy is used to examine the posterior pharyngeal cavity of the nasal cavity. The examinee bends his or her head slightly forward, opens his or her mouth, relaxes the pharyngeal cavity completely and breathes through the nose.

3. Acute nasosinusitis is mostly the complication of acute rhinitis. Besides, dirty water enters the sinus when one is swimming; air pressure changes suddenly when one is taking a plane or diving, etc. All these may give rise to inflammation, consequently resulting in the disease.

4. The occurrence of acute epiglottiditis is chiefly due to bacterial infection. The pathogenic bacteria may include common cold bacillus type Ⅱ, Staphylococcus, streptococcus, and diplococcus pneumoniae, etc. Mixed viral infection with the above is possible, too.

5. Apply the packing hemostasis to treat nasal bleeding. The method includes

packing hemostasis in the anterior nostrils and packing hemostasis in posterior nostrils.

6. With the observation of the tongue, the doctor may judge the conditions of vital qi, distinguish the depth of the location of the disease, differentiate the nature of the pathogenic factors and the deterioration or improvement of the disease.

7. The wholeness, functions, behaviors and principles reflected in vital activities are all managed, coordinated and unified by spirit.

8. It is advisable for mental workers to take brain-tonifying drugs regularly. This is especially true for those who often have dizziness, amnesia and insomnia.

9. Aplastic anemia, a syndrome of panhematopenia prevailing in children, is due to hematopoietic disorder of bone marrow.

10. Hydro-acupuncture, also called "acupoint injection", is a therapy to promote the rehabilitation. The therapy applies the injection of drugs into acupoints, tenderness points or sensitive points to regulate the functions of the corresponding viscera and tissues for the improvement of the pathological state via needling stimulation and pharmacological actions of the drugs.

二、请将下列中医段落翻译成英语

Neijing Diagram, also called *Interior Diagram*, is based on the Chinese Taoist masters' inheritance and absorption of the fruits of traditional Chinese medicine. The Diagram marks the orifices and sites of generation and transformation of renal essence, qi and spirit in the human body, reveals the integrated reflection picture between the human body and things in nature created and drawn for the disciples' cultivation of mind. The diagram helps character-cultivating and qi-refining people understand the splendid and mysterious principles between the generation and circulation of qi and blood in the human body, and the constant movement and changes of the heaven and the earth, yin and yang as well as all the species.

Neijing Diagram reflects the important achievements of Taoist medicine. It believes that the rotation of the earth corresponds to the movement of essence- and qi-refining cycles, namely the transportation and transformation among the five zang organs, agrees with the lunar movement cycle, and finishes within the governor and conception vessels. During the health cultivation, keep the spirit interior, remain indifferent to fame and gain, stay simple so as to keep the renal qi circulating within the viscera and meridians without emission. Essence and qi pass the upper, middle and lower Dantian regions of the conception vessel, go through the 3 passes of Weilü, Jiaji and Yuzhen of GV to be refined into qi and further into spirit. The process gradually achieves the man's adaptation to nature. After persistent cultivation, people may strengthen health, eradicate diseases and prolong life.

According to textual researches, the birth and formation of *Neijing Diagram* took place in the long period of the Tang-Song Dynasties and the Ming-Qing Dynasties. Due to numerous Taoist schools, the diagram is full of enigmatic language, with several versions. *Neijing Diagram* collected here in Shaanxi Provincial Museum of Medical History and Medical Museum of Shaanxi University of Chinese Medicine belongs to the version of Longmen school of Taoism in China.

第二十讲

一、请将下列中医句子翻译成英语

1. The treatment of aplastic anemia should follow the principle of "treating the symptoms in case of emergency and seeking the root cause of the disease for the treatment of a mild case."

2. After the onset, skin rashes quickly develop into herpes with various sizes, which contain liquid internally. The liquid is full and lucid in most cases. Red patches exist around the herpes. The skin is itching. Afterwards, the herpeses scab and leave no scars after the decrustation.

3. The mouth of the parotid duct is red and swollen. When the parotid region is pressed, no purulent secretion will flow out from the mouth of the parotid duct. The parotid swelling and distension last for about 4 to 5 days and begin the abatement. The whole course of the disease goes on for roughly 1 to 2 weeks.

4. The attack of peritonsillar abscess may be divided into the early stage, metaphase and late stage which respectively correspond to wind and heat invading the lungs, excessive heat of the lungs and stomach as well as lingering pathogenic factors due to yin deficiency in syndrome differentiation.

5. The predilection sites of nasopharyngeal carcinoma lie in the pharyngeal crypts and the posterior wall of the nasopharyngeal top which can be examined with an indirect nasopharyngoscope or a fiberoptic nasopharyngoscope.

6. Pour water of 30℃ and 44℃ (water cooler than the body temperature and water warmer than body temperature) respectively into the external auditory canal to

reach the drum membrane. Then observe the amplitude of the vibration, frequency, direction and time of the examinee's nystagmus to know the examinee's vestibular function.

7. Reflex otalgia is also called referred otalgia. Due to the distribution of the trigeminal nerve, glossopharyngeal nerve, etc. in the ear, pathological changes of the other organs where these nerves distribute may give rise to referred otalgia.

8. Fumigate the patient's nostrils with the smoke generated by burning the drug or the tissue paper soaked in the drug. This may open orifices and resolve phlegm. For instance, use the medicated wick of croton oil to treat acute laryngeal infection.

9. Infants are timid. When hearing strange sounds or seeing strange objects, or suddenly frightened, they will fail to control their spirit and mind, developing into palpitation.

10. Syrup refers to the saturated solution of sugar, which is made by concentrating the boiled drug juice without the dregs and dissolving sugar in it.

二、请将下列中医段落翻译成英语

During the periods of the Spring and Autumn and the Warring States, Lao Zi, the originator of Taoism, put forward his ideas about health preservation: "Cherish no worries and keep away from fame and gain", "Man restores the pure and innocent nature of the ancients", "Conform to nature", "Cherish mild character" and "Exercise the body to remove depression". The chief gist of these ideas lies in mental tranquilization and abstinence from improper personal desires. Only in this way, can human spirit be cultivated, essence and qi internally kept. Consequently, health and longevity can be obtained. Experts on health cultivation throughout the ages have attached importance to the thought on health cultivation of "cherishing no worries and keeping away from fame and gain." It is one of the theoretical sources of TCM health cultivation. According to the record of historical literature, the life span of Lao Zi exceeded 160 years.

Confucius was the academic founder of Confucianism. As far as health cultivation and longevity are concerned, Confucius advocated moral health cultivation, stressed the importance of cultivation of the mind, that material desires should be reduced as least as possible and that human behavior should be restrained by social norms. Of these social norms, the philosophical concepts of "benevolence" and "the doctrine of the mean" were also embodied in his health cultivation practice such as "three kinds of abstinence for gentlemen" (namely: "abstinence from sexual life, abstinence from fights and abstinence from worrying about personal gains and losses.)" In addition, people should live a regular life and avoid overstrain and overrest; dietary requirements should be nutritious, fresh, clean, meticulously cooked and delicious. Though Confucius lived in an age of chaos caused by war, his life span also reached 72 years. Mencius, another representative figure of Confucianism who was good at cultivating noble spirit, died at the age of 83.

Hua Tuo, noted doctor in the Han Dynasty, theoretically expounded health cultivation with the bodily movement. He thought the "movement" promotes easy digestion and smooth blood circulation, and that in this way, people can enjoy long life just as "Running water is never stale and a door hinge never gets worm-eaten. " On this basis, he invented the famous "Wuqinxi", or the five mimic-animal games. It is an easy, convenient and effective keep-fit exercise which imitates the actions of the five animals of tigers, dear, bears, monkeys and birds. Hua Tuo should have been a longevous man if he had not been detained and killed.

参考文献

［1］董正华．伤寒论讲义［M］．西安：第四军医大学出版社，2009.

［2］谭载喜．新编奈达论翻译［M］．北京：中国对外出版公司，1999.

［3］李永安，李经蕴．奈达的翻译理论在中医翻译中的应用［J］．中国中西医结合杂志，2006，26(9)：857－859.

［4］李照国，中医翻译导论［M］．西安：西北大学出版社，1993.

［5］李永安，董娜，史文君，等．对两套中医译名标准化方案中的语法问题的探讨［J］．中国中西医结合杂志，2017，37(2)：245－246.

［6］卢琰，侯茜，董娜，等.《黄帝内经·素问》英语译文中括号的使用探讨［J］．中国中西医结合杂志，2017，37(10)：1261－1263.

［7］卢琰，李永安，申艳星，等．两套中医译名标准化方案中译名用词问题的探讨［J］．西部中医药，2017，307(3)：142－145.

［8］World Health Organization, Western Pacific Region. WHO International Standard Terminologies on Traditional Medicine in the Western Pacific Region［M］. 2007.

［9］李振吉，贺兴东，王奎．中医基本名词术语中英文对照国际标准［M］．北京：人民卫生出版社，2008.

［10］英国培生教育出版有限公司．朗文当代高级英语辞典［M］．北京：外语教学与研究出版社，2004.

［11］何高大，仇如慧．大学英语语法［M］．北京：外语教学出版社，2012.

［12］英国 DK 公司．DK·牛津英汉双解大词典(插图版)［M］．北京：外语教学与研究出版社，2005.

［13］JUDY PEARSALL, PATRIC HANKS, CATHERINE SOANES, et al. 新牛津英汉双解大词典［M］．上海：上海外语教育出版社，2007.

［14］李永安，卢琰，董娜，等．文学化中医语言的英译探讨［J］．西部中医药，2018，31(5)：143－145.

［15］李永安，陆小玲．中医方剂方解的翻译技巧［J］．中西医结合学报，2011，9(2)：229－232.

［16］汪受传．中医儿科学［M］．上海：上海中医药大学出版社，2002.

［17］严道南．中医耳鼻喉科学［M］．上海：上海中医药大学出版社，2002.

［18］王旭东．中医养生康复学［M］．上海：上海中医药大学出版社，2003.

［19］英国培生教育出版亚洲有限公司．朗文当代高级英语辞典［M］．北京：
外语教学与研究出版社，2004.

［20］李永安，王萱．英汉语言差异在中医翻译中的应用［J］．中国中西医结合
杂志，2011，31（7）：991－993.

［21］陈德兴．方剂学［M］．北京：人民卫生出版社，2007.

［22］张恩勤．中医基础理论［M］．上海：上海中医学院出版社，1988.

［23］李永安，卢琰，董娜，等．中医经典著作译名问题探讨［J］．西部中医
药，2017，30（5）：151－163.

［24］李永安，李经蕴．模糊学理论在中医翻译中应用［J］．时珍国医国药，
2011，22（9）：2314－2315.

［25］李永安．"深度翻译"也有"度"［J］．中国中西医结合杂志．2021，41（2）：
238－239.

［26］李经蕴，李永安．也谈针灸穴位名称的翻译［J］．中国中西医结合杂志．
2009，29（12）：1133－1134.

［27］李永安．"东方情调化翻译"在两套中医名词术语英译标准化方案中的体
现［J］．中国中西医结合杂志．2011，31（11）.

［28］李永安，李经蕴．目前汉英中医名词词典存在的一些问题［J］．中国中西
医结合杂志．2006，26（2）：181－182.

［29］李永安，李经蕴．对目前中医名词术语翻译中的一些问题的建议［J］．中
国中西医结合杂志．2008，28（12）：1127－1128.

［30］张登本，孙理军．黄帝内经·灵枢经［M］．北京：世界图书出版社，
2008.

［31］金魁和．汉英医学大词典［M］．北京：人民卫生出版社，2004.

［32］姬昌．周易全书［M］．南京：江苏凤凰美术出版社，2015.

［33］李永安，曲倩倩，卢琰，等．中国国际形象的翻译策略研究［J］．西部中
医药，2020，33（2）：146－148.

［34］王士雄．四科简效方［M］．杨杰英，陈振南，点校．北京：中医古籍出
版社，1989.

［35］赵存义．古方方义与方名考释［M］．北京：中国中医药出版社，2012.

［36］郭慧，姚成增．《周易》卦象对中医方剂命名及遣方用药的影响举隅［J］．
中医药文化，2015，10（5）：62－64.

［37］王秉钦．季羡林翻译思想"三论"［J］．中国外语，2009，51（5）：89－91.

［38］李永安．中医药对外交流中的策略［J］．疯狂英语教师版，2006，35
　　　（11）：55－57.

［39］KWAME ANTHONY APPIAH. Thick Translation［J］．Callaloo，1993，16
　　　（4）：808－809.

［40］蒋辰雪．文树德《黄帝内经》英译本的"深度翻译"探究［J］．中国翻译，
　　　2019，40（5）：112－118.

［41］张登本，孙理军．全注全译黄帝内经［M］．北京：新世界出版公司，
　　　2008.

［42］李永安．辨证论治英译探讨［J］．中国中西医结合杂志，1994，14（10）：
　　　627－628.

［43］李照国．中医基本名词术语英译国际标准化研究［M］．上海：上海科学
　　　技术出版社，2008.

［44］蒋骁华．典籍英译中的"东方情调化翻译倾向"研究［J］．中国翻译，
　　　2010，30（4）：40－45.

［45］BIRTH C. The Peony Pavilion［M］．Indiana University Press，2002.

［46］RONGPEI WANG. The Peony Pavilion［M］．Beijing：Foreign Languages
　　　Press，2000.

［47］余静，杨晓黎．通过翻译讲述中国故事——戴乃迭当代中国文学英译研
　　　究［J］．中国翻译，2019，40（6）：109－115.

［48］金魁和．汉英医学大词典［M］．北京：人民卫生出版社，2009.

［49］李永安．实用汉英中西医词典［M］．北京：中国协和医科大学出版社，
　　　2013.

［50］白永权．世界最新英汉医学辞典．［M］．西安：世界图书出版公司，
　　　2000.

［51］李振吉，贺兴东，王奎．中医基本名词术语中英文对照国际标准［M］．
　　　北京：人民卫生出版社，2008.

［52］李永安.《实用汉英中西医词典》编撰体例创新探讨［J］．疯狂英语理论
　　　版，2016，978（8）：21－22.

［53］李永安．基于民族文化自信的中医翻译策略研究［J］．亚太传统医药，
　　　2017，13（4）：4－6.

［54］李永安，曲倩倩，卢琰，等．中医国际形象的翻译策略研究［J］．西部中
　　　医药，2020，33（2）：149－151.

［55］朱少华."中国"一词的外语译名［M］//陕西省翻译工作者协会社科委．
　　　中外社科论丛：2001 年中国翻译论坛专辑．西安：陕西旅游出版社，
　　　2001：245－249.

后　记

　　《中医翻译二十讲》是我们从事中医翻译研究、中医翻译教学和中医对外交流 20 多年的心血的结晶。原计划早几年前出版，但每当整理起书稿，总有一丝忐忑和担忧，深感自己才疏学浅，无所建树，写出的东西会误人子弟，污染中医翻译界的环境。

　　有时，也有一种莫名的冲动，迫不及待地想把自己多年来在中医翻译上的灵感顿悟、经验技巧、理论感悟写成文字，传授给正在中医翻译圈摸爬滚打的年轻同道学人，或许对他们有所帮助，鼓励更多的优秀人才从事中医翻译，用地道的英语和国外读者喜闻乐道的方式，讲好中医故事，树立积极的中医国际形象。

　　在此，我要真诚地感谢在中医翻译一路走来给予我不尽帮助的恩师、学长、同仁和亲友：感谢师兄李照国教授将我引入中医翻译领域；感谢研究生导师白永权恩师，使我的中医翻译水平上了一个台阶；感谢母校西安交通大学外国语学院的聂文信、陈向京、郭继荣、李建红、孙波玲等老师，他们给了我无尽的关心、关怀和鼓励；还要感谢广州中医药大学外国语学院苏红院长、南京中医药大学公共外语教学部蒋继彪主任、广西中医药大学国际处蒋基昌处长、江西中医药大学李涛安教授、广东外语外贸大学高级翻译学院陈庆博士、中国石油大学（华东）朱珊副教授等兄弟院校的同仁们的大力支持；最后，要特别感谢陕西中医药大学外语学院的强大的中医翻译学科团队的每一位老师，由于这个温暖、团结、积极进取的团队齐心努力，我们每个人都在这个团队平台上对中医翻译尽心尽力，做出了骄人的成绩。

　　《中医翻译二十讲》以问题为导向，但不是以"揭丑"为目的，不以"树敌"为导向，专以"交友"为目标，交结更多更优秀的中医翻译界朋友，取长补短，切磋译技，谈"译"论道，把脉诊断，开方用药，专攻中医翻译"顽疾"。《中医翻译二十讲》剖析了目前中医翻译领域存在的方方面面的问题，让大家认识到这些翻译问题的严重性，避免对中医的对外传播与交流造成影响，甚至损伤中医的国际形象。中医翻译不是"做秀"，而是为外国人学习中医服务，及时克服这些翻译问题，采取科学的中医翻译策略，方能使中医更顺畅地走向世界。

翻译没有最好，只有更好。《中医翻译二十讲》也是一家之言。书中对有些翻译问题的剖析，也许有偏颇，也许有评误，敬请批评指正，并多加海涵。

《中医翻译二十讲》共计约 23.2 万字，其中，李永安教授编写 16.2 万字，李亚军教授编写 7 万字。

李永安

2021 年 4 月 17 日